ARCHIV
FÜR
KLINISCHE CHIRURGIE

KONGRESSORGAN
DER DEUTSCHEN GESELLSCHAFT FÜR CHIRURGIE

BEGRÜNDET VON
DR. B. VON LANGENBECK
WEIL. WIRKL. GEH. RAT UND PROFESSOR DER CHIRURGIE

HERAUSGEGEBEN VON

A. EISELSBERG †   **A. BIER**   **F. SAUERBRUCH**
WIEN   BERLIN   BERLIN

E. PAYR   **M. KIRSCHNER**   **A. BORCHARD**
LEIPZIG   HEIDELBERG   BERLIN-CHARLOTTENBURG

O. NORDMANN   **G. MAGNUS**
BERLIN   MÜNCHEN

REDIGIERT VON
A. BORCHARD UND O. NORDMANN

Sonderabdruck aus 197. Band. 3. Heft

Hans Heinrich Westermann:
Zum Problem der Bauchdeckeneiterung nach Schnitten in der Linea alba

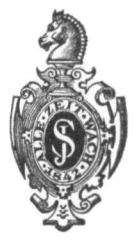

Springer-Verlag Berlin Heidelberg GmbH
1939

ISBN 978-3-662-31288-9   ISBN 978-3-662-31492-0 (eBook)
DOI 10.1007/978-3-662-31492-0

Das „Archiv für klinische Chirurgie"
erscheint nach Maßgabe des eingehenden Materials zwanglos, in einzeln berechneten Heften, von denen etwa 4 einen Band bilden.

Der Autor erhält einen Unkostenersatz von RM 20.— für den 16seitigen Druckbogen, jedoch im Höchstfalle RM 40.— für eine Arbeit.

Es wird ausdrücklich darauf aufmerksam gemacht, daß mit der Annahme des Manuskriptes und seiner Veröffentlichung durch den Verlag das ausschließliche Verlagsrecht für alle Sprachen und Länder an den Verlag übergeht, und zwar bis zum 31. Dezember desjenigen Kalenderjahres, das auf das Jahr des Erscheinens folgt. Hieraus ergibt sich, daß grundsätzlich nur Arbeiten angenommen werden können, die vorher weder im Inland noch im Ausland veröffentlicht worden sind, und die auch nachträglich nicht anderweitig zu veröffentlichen der Autor sich verpflichtet.

Bei Arbeiten aus Instituten, Kliniken usw. ist eine Erklärung des Direktors oder eines Abteilungsleiters beizufügen, daß er mit der Publikation der Arbeit aus dem Institut bzw. der Abteilung einverstanden ist und den Verfasser auf die Aufnahmebedingungen aufmerksam gemacht hat.

Die Mitarbeiter erhalten von ihrer Arbeit zusammen 40 Sonderdrucke unentgeltlich. Weitere 160 Exemplare werden, falls bei Rücksendung der 1. Korrektur bestellt, gegen eine angemessene Entschädigung geliefert. Darüber hinaus gewünschte Exemplare müssen zum Bogennettopreise berechnet werden. **Mit der Lieferung von Dissertationsexemplaren befaßt sich die Verlagsbuchhandlung grundsätzlich nicht**; sie stellt jedoch den Doktoranden den Satz zur Verfügung zwecks Anfertigung der Dissertationsexemplare durch die Druckerei.

Manuskriptsendungen werden erbeten an

Geheimrat Professor Dr. A. Borchard,
Berlin-Charlottenburg, Lietzensee-Ufer 6.

Verlagsbuchhandlung Julius Springer.

Inhaltsverzeichnis.

Zopff, Gustav. Pfortader-Leberkreislauf, Stoffwechsel und Kollaps. (Mit 24 Textabbildungen) 319

Gotô, S. Erfahrungen über die totale Exstirpation des Magens. (Mit 7 Textabbildungen) 385

Kaneko, Seiiti. Experimentelle Thrombosenbildung durch Bakterieninfektion und intravenöse Einspritzung von Bakteriengift. (Mit 5 Textabbildungen) 395

Nagura, Shigeo. Die Pathologie und Pathogenese der sog. Lunatummalacie. (Mit 9 Textabbildungen). 405

Reichl, Erich. Zur Klinik und Therapie der akuten Pankreasnekrose . . . 428

Otto, Karl. Die Motilität des Magens nach der Resektion 448

Westermann, Hans Heinrich. Zum Problem der Bauchdeckeneiterung nach Schnitten in der Linea alba. (Mit 23 Textabbildungen). 477

Löhr, W. Berichtigung zu: Beitrag zur Ätiologie der Peritonitis, insbesondere der appendikulären Peritonitis mit besonderer Berücksichtigung der Serumbehandlung 510

Aufnahmebedingungen siehe III. Umschlagseite

Aus der Chirurgischen Universitätsklinik zu Frankfurt a. Main.
(Direktor: Prof. Dr. *V. Schmieden.*)

Zum Problem der Bauchdeckeneiterung nach Schnitten in der Linea alba.

Von

Dr. med. habil. Hans Heinrich Westermann,
Oberarzt der Klinik.

Mit 23 Textabbildungen.

(Eingegangen am 15. August 1939.)

Einleitung.

Trotz aller Fortschritte, die die Asepsis in den letzten Jahrzehnten bis zu ihrer heutigen Vollendung gemacht hat, und trotz aller Vorsicht bei einer Bauchoperation, die Wundränder nicht mit bakterienhaltigem Inhalt des Magen-Darmkanales in Berührung zu bringen, treten immer wieder Wundinfektionen und damit Heilungsstörungen nach Laparotomien auf. Wenn diese auch nur äußerst selten durch ihren Ablauf für den Kranken lebensgefährlich werden, so verlängern sie jedoch regelmäßig die Dauer der Bettlägerigkeit und des Krankenhausaufenthaltes, erhöhen somit die postoperativen Gefahren und die Kosten für den Versicherungsträger. Gelegentlich bilden sie auch die Grundlage für das Entstehen eines Platzbauches, der dann mit einem eventuell hinzutretenden Eingeweidevorfall zu einer überaus ernsten und lebensbedrohlichen Komplikation für die betroffenen, meistens widerstandslosen und kachektischen Schwerkranken werden kann. Diese Vereiterung der Wunde tritt häufig ohne eine erklärbare Ursache, selbst nach einer völlig aseptischen, probatorischen Eröffnung des Bauches auf. *Seifert* berichtete noch vor 2 Jahren, daß man bei Bauchprobeschnitten aller Art, die in den letzten 10 Jahren an der Würzburger Klinik wegen des Verdachtes auf Magen-Darmerkrankung oder bei inoperablen Magengeschwülsten vorgenommen worden sind, mit einem runden Satz von $4^1/_2\%$ Wundheilungsstörungen rechnen müsse. Dieser Prozentsatz steigt dann noch um ein Vielfaches an, wenn man nicht nur die vollständig aseptischen Laparotomien, sondern auch die mit Eröffnung der Magen-Darmlichtung einhergehenden in die Berechnung einbezieht. Nach Magenoperationen überhaupt fand *Seifert,* daß die Ziffer der gesamten Wundheilungsstörungen an den Bauchdecken annähernd 15% betrage.

Zum schnellen und meist vollkommen blutleeren Eindringen in den Oberbauch und ebenso der technisch einfachen Verschlußnaht am Ende der Operation wegen hat sich der Medianschnitt in der weißen Linie fast zur allein gewählten Schnittführung herauskrystallisiert. Obwohl ihm trotz der genannten Vorteile zum mindest gleich große Nachteile für die Begünstigung der Wundheilungsstörung und Narbenbruchbildung anhaften, hat er die ihm als besondere Gruppe gegenüberstehenden übrigen queren und schrägen Bauchschnitte nahezu vollkommen in die zweite Linie gedrängt. Die letzteren sind alle durch ihren zur Körperachse queren Verlauf bei der Anlegung, aber noch viel mehr bei der späteren Verschlußnaht komplizierter, blutiger und verletzender gegenüber den Aponeurosen, Nerven und Gefäßen. Trotz der mühevollen Durchführung des Schnittes und seiner langdauernden Naht und trotz der weitgehenden Verletzung der Bauchwand bei diesen Schnitten tritt fast regelmäßig eine primäre Heilung mit fester Narbenbildung ein, die bei dem einfachen oberen Medianschnitt niemals mit der gleichen Sicherheit erzielt werden kann. Wie oft sehen wir doch bei Winkelschnitten, daß in der Medianlinie eine schwere Wundinfektion eintritt, während der querverlaufende Anteil zur gleichen Zeit primär verheilt. Ich möchte in diesem Zusammenhang nur an die absolut sicheren Heilergebnisse des Wechselschnittes bei der Appendektomie und des großen wellenförmig verlaufenden Schnittes in der Gallenchirurgie erinnern.

Mannigfaltig sind nun die Ursachen, die für das gewiß eigentümliche Verhalten der verschiedenen Wunden im Oberbauch im Schrifttum angegeben worden sind. Nichts wurde in den zahlreichen Arbeiten ununtersucht gelassen, was eventuell ätiologisch zur Klärung der Heilungsstörungen herangezogen werden könnte. Bislang wurde nicht eine Ursache gefunden, die allein verantwortlich zu machen wäre. Außer konstitutionellen Faktoren dachte man an zahlreiche Momente, die im Gefolge von allgemeinen Ernährungsstörungen, Lungenkomplikationen, gesteigerten Bauchinnendruck und mangelnder Wunddurchblutung auftreten. Nicht ein einzelner, sondern erst das Zusammentreffen mehrerer Umstände führt zu der in der Chirurgie mit Recht so als Komplikation gefürchteten, unangenehmen Wundheilungsstörung und dem bedrohlichen Platzbauch.

Anatomische Vorbemerkungen.

Anatomische Vorbemerkungen erscheinen hier deshalb noch notwendig, weil zwischen der Nomenklatur des Chirurgen und derjenigen des Anatomen erhebliche Unterschiede bestehen. Der Chirurg nennt meistens die Sehnenplatte vom Schwertfortsatz bis zur Symphyse die weiße Linie des Körpers und kennt demnach in der operativen Technik einen Medianschnitt oberhalb und unterhalb des Nabels in der Linea alba, um in die Bauchhöhle einzudringen. Nach streng anatomischen Grundsätzen reicht jedoch die Linea alba nicht bis zur Symphyse herab, sondern findet ihre Begrenzung an der Linea semicircularis Douglasii, also jener Stelle, an der noch ein hinteres Blatt der Rectusscheide vorhanden ist. Unterhalb der erwähnten Linie, die ungefähr eine Hand breit über der Symphyse liegt, folgen auf den Musc. rectus nur noch die

Fascia transversalis und das Bauchfell. Die hintere Fläche des Musc. rectus müßte eigentlich dem Bauchfell direkt aufliegen, wenn nicht die Fascia transversalis das fehlende Stück der Scheide ersetzen würde. Ein Längsschnitt durch die weiße Linie (s. Abb. 1) läßt deutlich das untere Ende des hinteren Blattes der Rectusscheide erkennen, während Querschnitte in verschiedenen Höhen — oberhalb und unterhalb des Nabels — die Verhältnisse der Rectusscheide genügend deutlich veranschaulichen, so daß unter Hinweis auf die beigefügten Abbildungen eine weitere Besprechung überflüssig erscheint (Abb. 2a, b und c).

Eine „Linie" im eigentlichen Sinne des Wortes ist die Linea alba nur unterhalb des Nabels, oberhalb desselben stellt sie dagegen eine etwa 4—6 schichtenbreite

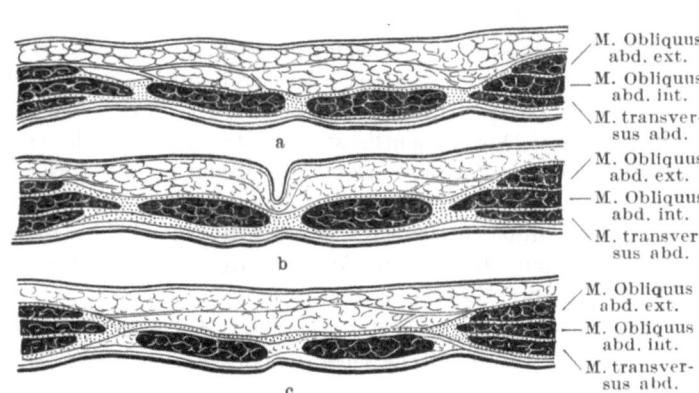

Abb.1. Darstellung der die Rectusscheide bildenden Aponeurosen der breiten Bauchmuskulatur.

Abb. 2 a—c. Bauchdeckenquerschnitte oberhalb, in Höhe und unterhalb des Nabels. (Entnommen aus *Bier-Braun-Kümmel*: Chirurgische Operationslehre, Bd. 3.)

Fläche dar. Man kann deshalb auch nur oberhalb des Nabels in die Bauchhöhle eingehen, ohne die Ränder der Mm. recti zu Gesicht zu bekommen, was aus den genannten anatomischen Gründen unterhalb des Nabels nicht möglich ist.

Diese weiße Linie des Bauches wird nicht, wie nach dem Sprachgebrauch scheinen möchte, durch Fascien gebildet (unter Fascie versteht man lediglich den flächenhaften, bindegewebigen Abschluß des subcutanen Fettgewebes gegen die tiefen Gewebe), sondern durch das Zusammentreten der *Aponeurosen* der seitlichen Bauchmuskulatur (Rendez-vous der Aponeurosen der breiten Bauchmuskeln, *Hyrtl*). Die sehnigen Ausbreitungen der seitlichen und in drei Schichten verlaufenden Bauchmuskulatur stoßen in der Linea alba zusammen und durchwirken sich gegenseitig nach Art des Rohrgeflechtes eines Stuhles. Die

Faserrichtung der Aponeurosen geht damit parallel der Richtung der Muskelbündel. Das vordere Blatt der Rectusscheide ist, entsprechend dem Verlauf der Muskeln, oben sehr zart, wird aber nach unten dagegen derb und dick. Umgekehrt ist das hintere Blatt oben fest, ja sogar durch die obersten Ursprungszacken des M. transversus abdominis muskulös, während es nach abwärts gerade wie die Muskulatur allmählich schwächer wird, um an der *Douglas*schen Linie aufzuhören.

Funktionell entspricht die Linea alba nach der Ansicht *Hyrtl*s dem Sternum, die Inscriptiones tendineae der Recti den Rippen, die M. obliquus internus abdominis den inneren Zwischenrippenmuskeln. Diese Ansicht *Hyrtl*s findet in der Anatomie einiger beschuppter Amphibien, bei denen ein wirkliches Sternum abdominale vorkommt, eine entwicklungsgeschichtliche Stütze.

Durch ihre Kontraktion spannen die seitlichen Bauchmuskeln die Linea alba an und üben auf eine in ihr frisch gelegte Naht einen Zug aus und können sie dadurch gefährden. Dieser schädigenden seitlichen Kraft wirken die kleinen Mm. pyramidales durch ihre Kontraktion mit einer Längsspannung der Linea alba nur in beschränktem Maße entgegen. Der wesentlichste Schutz der Wunde erfolgt erst durch die Spannung der Mm. recti. Mit ihren in die vordere Rectusscheide eingewebten Inscriptiones tendineae treten die Muskeln in eine direkte Beziehung zu den Aponeurosen der seitlichen Bauchwandmuskeln und bewirken durch ihre Anspannung eine Abschwächung des Zuges der seitlichen Bauchmuskulatur.

„Die Musculi recti werden somit bei ihrer Kontraktion zu Muskeln, welche die mediane Operationswunde schützen" *(Usadel)*.

Die Blutversorgung dieser beschriebenen vorderen Bauchwand erfolgt nur zum kleineren Teil von der Seite her durch die sechs letzten Intercostal- und die vier Lumbalarterien. Sie bilden in den Rectuslogen Anastomosen mit den längsverlaufenden A. epigastricae sup. aus der A. mammaria interna und A. epig. inf. aus der A. iliaca interna, die allein als die praktisch wichtigsten Gefäße der vorderen Bauchwand zu bezeichnen sind. Beide Arterien verlaufen an der Hinterfläche des Rectus und geben nach vorn Muskeläste und zur Mittellinie Gefäße für die Linea alba ab. Den hier genannten Arterien entsprechen für die Ableitung des Blutes gleichnamige Venen.

Das Ligamentum teres hepatis, das in Höhe des Nabels an der Bauchwand inseriert, führt ebenfalls Gefäße mit verschieden weiter Lichtung. Es kommt ihm aber in der arteriellen Versorgung der Linea alba keine Bedeutung zu, da es vorwiegend aus Venen besteht. Eine ausschlaggebende Rolle spielen diese Gefäße erst für die Ableitung des gestauten Pfortaderblutes bei Lebercirrhose (natürlicher Talma, *Schmieden* und *Peiper*).

Statistik über die Heilungsergebnisse der Oberbauchschnitte nach dem Schrifttum und dem Krankengut der Frankfurter Klinik.

Mitteilungen, die sich mit einer zahlenmäßigen Erfassung und Berechnung aller Wundkomplikationen nach Laparotomien beschäftigen, finden sich im älteren und neueren Schrifttum recht zahlreich. Eine relativ häufige Bearbeitung erfahren hier ganz besonders die Heilungsstörungen und das bedrohliche Ereignis des Platzbauches nach Schnitten in der Medianlinie oberhalb des Nabels als Ausdruck dafür, daß gerade nach dieser Schnittführung ihr Auftreten öfter beobachtet und dann immer als eine unerwünschte Komplikation angesehen wird. Die Berichte über die harmloseren Wundstörungen, wie Infektionen und Serombildungen, treten gegenüber den Untersuchungen über die Ursachen des Platzbauches als ernsterem Zwischenfall in den Hintergrund. Es erscheint jedoch statthaft, die Ergebnisse der angestellten Forschungen und Berechnungen auch auf die Vorstufen der Wundruptur — nämlich die Infektionen, Serombildungen und Sekundärheilungen der Wunde — auszudehnen.

Sokolov beobachtete in 76,7% bei Einschnitten in die Linea alba vorwiegend oberhalb des Nabels ein Aufplatzen, während dieses beim Paramedianschnitt in 13% und bei schrägen Schnitten nur in 6,9% festzustellen war.

Die anderen Operateure geben nach ihren Berechnungen wechselnde Zahlen für den Platzbauch an. *Kilchherr* errechnete unter 6712 Laparotomien 12mal Eingeweidevorfall, *Starn* fand bei 2455 Bauchoperationen 15mal eine Dehiscenz, *Salzberg* sah in 25 Jahren unter 1500 Bauchschnitten nur eine Ruptur, *Leb'cuk* beobachtete unter 534 Operierten 6mal ein völliges Aufplatzen. So verschieden auch die Zahlen über die Häufigkeit der Ruptur von den einzelnen Autoren angegeben werden, so gleichlautend aber sind alle Angaben über den Zeitpunkt des Aufplatzens nach der Operation. Am gefahrvollsten wird der 6. bis 12. Tag angesehen, also der Augenblick, in dem durch die fortschreitende Catgutresorption die Sicherung der Wunde in den einzelnen Schichten allmählich nachläßt und andererseits die Festigkeit der Narbenbildung allein noch nicht ausreicht, der Wunde den entsprechenden Halt zu geben. Daß von einer Wundheilungsstörung die Männer im Alter von 30 bis 60 Jahren 2mal häufiger als die Frauen befallen werden, steht in allen einschlägigen Arbeiten gleichmäßig zu lesen. Das Auftreten der Bauchwandruptur, häufig noch vergesellschaftet mit einem Eingeweidevorfall, ist bei den kachektischen Schwerkranken immer als eine rechte ernste Komplikation zu werten. Ihre Mortalität wird von *Madelung* für den Zeitraum vor der Jahrhundertwende mit 22% angegeben. Die umfassende Statistik von *Sokolov*, die bis 1927 alle mitgeteilten Fälle von Platzbauch in die Berechnung einbezieht, ließ eine Sterblichkeit von 33,9% feststellen. Diese Erhöhung der Ziffer, die vorwiegend in den durch den langen Weltkrieg besonders betroffenen Ländern, wie Deutschland, Österreich und Rußland, zu beobachten war, bezieht er auf die allgemeine Unterernährung und Resistenzlosigkeit des Körpers allen Formen von Infektionen gegenüber.

Die ausländischen Veröffentlichungen wenden sich vorwiegend der Betrachtung des gefahrdrohenden Platzbauches zu, während die deutschen Arbeiten auch jene Fälle der Untersuchung unterziehen, bei denen die Wunde größtenteils per primam heilte und nur an einer umschriebenen Stelle eine Störung erlitt. Die Untersuchungen werden durch diese Einbeziehung auf eine breitere Basis gestellt und ergeben naturgemäß daher auch oft andere, manchmal höher und ungünstiger erscheinende Zahlenwerte. *Teichert* berichtet für die Jahre 1922/23 aus der Königsberger *Klinik (Kirschner)* von 2,3% Eiterungen bei aseptischen Operationen. *Gorgon* fand 1935 an der *Kirschner*schen Klinik in Heidelberg für aseptische Operationen 2,9% Heilungsstörungen. Wie bereits eingangs erwähnt, errechnete *Seifert* 1936 einen runden Satz von 4,5% Wundkomplikationen, die sich nach Magenoperationen überhaupt, also bei Schnitten in der oberen weißen Linie, auf 15% erhöhen. Allein schon die Eröffnung des Magen-Darmkanals ergibt durch den keimhaltigen Intestinalinhalt Anlaß zu einer Bauchdeckeninfektion, so daß sich hieraus die sprunghafte Erhöhung der Sekundärheilungsziffer erklärt. Bei der Errechnung dieses Wertes scheidet er außerdem noch jene Vielzahl von Operationen und Befunden aus, die mit einem ausgesprochenen Infektionsherd, wie z. B. beim Magengeschwürsdurchbruch, verbunden sind.

Die Durchsicht aller Krankenblätter der Frankfurter Klinik aus den letzten 10 Jahren ließ eine relativ hohe Zahl von Wundheilungsstörungen nach allen Arten von Laparotomien erkennen. Verständlich mögen diese Sekundärheilungen im Anschluß an septische Eingriffe erscheinen, es bleibt aber immer noch unklar, warum nach der einen Magenoperation die Wunde per primam, nach der anderen dagegen völlig sekundär verheilt. Allgemein erblicken wir im oberen Medianschnitt den bequemsten und schnellsten Zugang in die Bauchhöhle, so daß dieser Schnitt weitaus am häufigsten zur Anwendung kommt. Da er aus unbekannten Gründen relativ oft mit Heilungsstörungen verbunden ist, sei dieser Schnitt besonders zur Betrachtung herausgegriffen. Bei der Zusammenstellung wurde das Krankengut nun nicht gesichtet und unterschieden in Fälle, bei denen nur aseptische oder nur septische Eingriffe vorgenommen worden sind, sondern es erscheinen in der Statistik alle in den letzten 10 Jahren vorgenommenen Einschnitte in die obere weiße Linie mit ihren Heilungsergebnissen.

Die erste Grundlage der Berechnung bilden somit sowohl streng aseptische Operationen, z. B. wegen Rectusdiastase und Probelaparotomien, als auch solche wegen perforierten Magengeschwüres oder Magenkrebs. Die zweite Grundlage sind dann alle im Bereich der Wunde auftretenden Komplikationen ohne Ausscheidung der Stichkanaleiterungen oder Serombildungen, also nicht nur die schwereren Störungen wie Fasciennekrosen oder Platzbauch. Hierdurch wird auch die Tatsache verständlich, daß bei einer derartigen Berechnung die zahlenmäßige Erfassung unserer Ergebnisse unbedingt ungünstiger ausfallen muß, als in den anderen Statistiken. Ein Vergleich mit den Ergebnissen anderer Untersucher scheint deshalb auch nur bedingt möglich. Bei einer Gegenüberstellung der verschiedenen Zahlenwerte darf deshalb der Leser nicht allein das ganze Gewicht der Beurteilung auf die Zahl legen, sondern muß die dazu führenden Unterlagen entsprechend berücksichtigen.

Die Durchsicht der Krankenblätter ergab, daß im Zeitraum von 1929—1939 660mal der Schnitt in der weißen Linie zur Anwendung gekommen war. Die Verteilung des Materials auf die einzelnen Jahrgänge ist naturgemäß wechselnd und in ihren Schwankungen aus Abb. 3 ersichtlich. In 479 Fällen trat eine primäre und in 181 Fällen eine sekundäre Heilung ein (s. Abb. 3). Diese Zahlen entsprechen einem Gesamt-

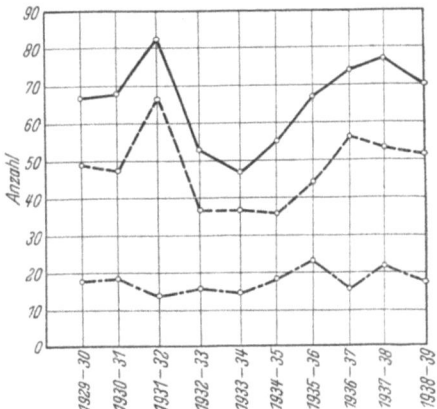

Abb. 3. Verteilung der Fälle mit Oberbauchschnitt auf die einzelnen Jahre. —— Gesamtzahl, — — — primäre Heilung, —·— sekundäre Heilung. 660 Fälle, 479 p.p. 181 p.s.

durchschnitt an Heilungsstörungen von 27,4%. 12mal war ein Platzbauch in wechselnder Ausdehnung aufgetreten, was 1,8% auf die Gesamtziffer von 660 Fällen und 6,6% auf die 191 Sekundärheilungen berechnet entspricht. Scheidet man aus der Durchschnittszahl die Geschwüre von den Krebsen, so zeigt sich der Anteil der beiden Gruppen verschieden: von 450 Ulcusfällen heilten 103 sekundär = 22,8%, von 209 Krebskranken 64 sekundär = 30,6%. Es kann also auch an unserem Krankengut das Überwiegen der Heilungsstörungen bei den Magenkrebsoperationen bestätigt werden. Interessant ist nur die Art, in der sich bei den beiden ätiologisch verschiedenen Gruppen die Sekundärheilung äußert. Während die Wunden bei den Carcinomen fast ausschließlich alle leider nicht nur in den obersten Schichten, sondern auch bis in das properitoneale Gewebe manchmal in ganzer Schnittausdehnung vereitern, kommt es bei den Geschwüren vorwiegend nur zu den leichteren Komplikationen, wie Stichkanaleiterung, Wundinfiltration, Serombildung oder nur lokaler Fasciennekrose. Den Krebskranken, dessen allgemeiner Kräftezustand fast immer erheblich darniederliegt und dessen

Abwehrkräfte aufgebraucht sind, trifft die schwerere Vereiterung der Bauchwunde. Häufig führt sie durch den verzögerten Heilverlauf dazu, daß ein Inoperabler nicht mehr frühzeitig genug in die häusliche Umgebung verlegt werden kann, sondern in der Klinik ad exitum kommt. Wie noch in dem Kapitel über die Ursachen der Wundheilungsstörung zu besprechen sein wird, haben viele Autoren einen Höhepunkt der Eiterungshäufigkeit im Winter und Frühjahr gefunden, was sie auf eine Hypovitaminose durch gemüse- und obstarme Ernährung während der Wintermonate und dadurch bedingte mangelnde Resistenzfähigkeit des Gewebes gegenüber Infektionen zurückführen. Es ist somit ein gewisser Winter-Frühjahrsgipfel festzustellen. Dieser fällt jedoch nicht mit dem Kalenderfrühjahr zusammen, sondern umfaßt die Monate von Dezember bis Mai, so daß *Moro* von einem „biologischen Frühjahr" spricht. Bemerkenswerte Aufschlüsse über die Frage gibt die Abb. 4, in der die Fälle der letzten 10 Jahre auf die einzelnen Monate des Jahres verteilt worden sind.

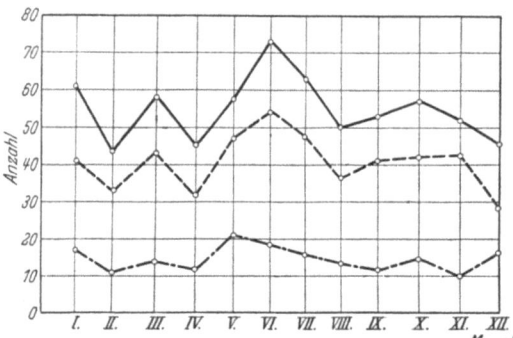

Abb. 4. Verteilung der Fälle mit Oberbauchschnitt auf die einzelnen Monate. ——— Gesamtzahl, — — — primäre Heilung, —·—·— sekundäre Heilung, Platzbauch.

Übereinstimmend mit den Angaben im Schrifttum finden auch wir im Januar und nochmals im Mai einen ansteigenden Gipfel der Sekundärheilungen, was als eine Stütze für die eben geäußerte Theorie angesehen werden kann. Daß die Häufung der Platzbäuche nicht auch ausschließlich mit dieser Kurve übereinstimmt, mag seine Erklärung in anderen Faktoren finden, die vorwiegend auf eine Steigerung des Bauchinnendruckes bei Krebskranken (Ileus, Hustenstöße, Singultus) zu beziehen ist.

Die Verteilung der Gesamtfälle und diejenige der Sekundärheilungen auf die einzelnen Altersklassen ergibt recht bemerkenswerte graphische Darstellungen. Die meisten Fälle kamen im Alter von 40—50 Jahren zur Operation (s. Abb. 5) mit einem Minimum an Wundheilungsstörungen (s. Abb. 6). Diese Kurven kreuzen sich aber mit zunehmendem Alter. Die Zahl der operierten Kranken nimmt von Jahrzehnt zu Jahrzehnt in einer steil nach abwärts fallenden Kurve ab, während im umgekehrten Verhältnis die Sekundärheilungen sprunghaft in die Höhe schnellen.

In seiner bereits zitierten Arbeit veröffentlicht *Gorgon* ähnliche Kurven, die aber verglichen mit unseren in den einzelnen Monaten und Jahren wesentlich flacher verlaufen, da ihnen nur wirklich streng aseptische Operationen, wie Hernien-, Kropf- und Knochenoperationen, Exstirpationen von Tumoren mit primärem Wundverschluß zugrunde liegen. Es gilt also für diese Darstellungen, falls sie mit den unseren verglichen werden sollten, dieselbe Einschränkung, wie sie den *Seifert*schen Betrachtungen gegenüber gemacht werden mußte.

Daß außerdem der Begriff „fett" und „mager" in der Beurteilung der Gesamtprognose einer Wundheilungsstörung nach Bauchoperationen nicht zu unterschätzen ist, soll hier im Augenblick nicht an zahlenmäßigen, sondern weiter unten an histologischen Bildern dargelegt werden.

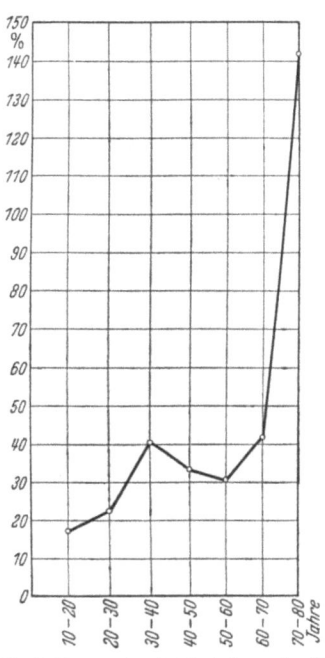

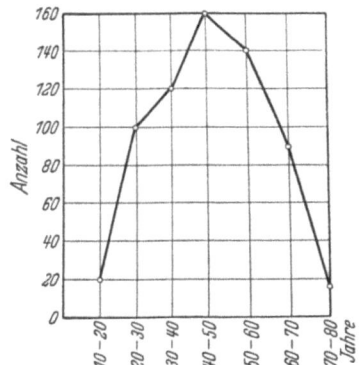

Abb. 5. Verteilung der Fälle mit Oberbauchschnitt auf die Altersklassen.

Abb. 6. Prozentuale Verteilung der Sekundärheilungen auf die Lebensalter.

Klinischer Ablauf der Wundheilungsstörung.

Bei der Besprechung des klinischen Ablaufes der Wundheilungsstörung wollen wir uns nicht den leichteren Formen, die mit Wundrötung, Stichkanaleiterung, Fettgewebsnekrose oder oberflächlicher Serombildung einhergehen, zuwenden. Es soll in diesem Zusammenhang nur die Vorstufe der Wundruptur, die ausgedehnte Eiterung der Aponeurosen der seitlichen Bauchmuskulatur, die sog. Fasciennekrose, gewürdigt werden. Während sich die ersten genannten Störungen ziemlich frühzeitig in den ersten Tagen nach der Operation manifestieren, bleibt die Fasciennekrose oft lange Zeit völlig unbemerkt, bis sie plötzlich aus vollstem Wohlbefinden nach wenigen Tagen oder den ersten Wochen zum Vorschein kommt.

Durch die Erfahrung der Klinik haben sich allmählich zwei in ihrem Ablauf völlig verschiedene Formen der Fasciennekrose im Laufe der Zeit herausfinden lassen, die als typisch anzusprechen sind.

Bei der ersten Form sind nach der Operation immer subfebrile Temperaturen ohne andere erklärbare Ursachen vorhanden (s. Abb. 7). Äußerlich läßt die Wunde keinerlei krankhafte Veränderungen erkennen. Sie zeigt keine Rötung oder Druckempfindlichkeit bis oft nach 10 oder 12 Tagen ein dünnflüssiges braunrötliches Exsudat in reichlicher Menge aus einem der Wundwinkel abfließt. Wird die Wunde von dieser Stelle aus sondiert, so kommt man in eine große den ganzen Bauchschnitt in seiner Ausdehnung umfassende Höhle hinein, deren Bedeckung nur von der fest verheilten Haut gebildet wird.

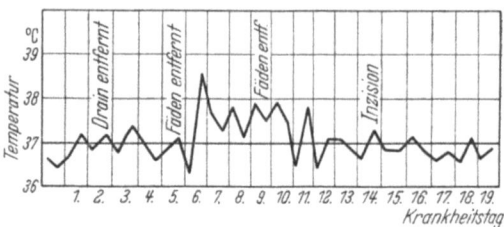

Abb. 7. Fieberkurve bei einer Sekundärheilung in der Linea alba.

Die Durchtrennung dieser Brücke ist für einen besseren Abfluß des Sekretes aus der Wundhöhle dringend erforderlich. Nach dem Ablassen des Seroms sieht man, daß die Schnittränder der Linea alba weit auseinanderklaffen und zerfetzt aussehen. Die Bauchhöhle wird in diesem Augenblick nur noch durch das entzündlich gequollene Bauchfell verschlossen. Im Anschluß an

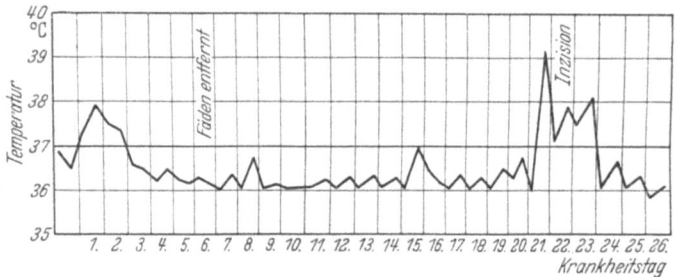

Abb. 8. Fieberkurve bei einer Sekundärheilung in der Linea alba.

die Säuberung der Wundhöhle und die Verwendung von granulationsfördernden Mitteln treten erstaunlicherweise sehr schnell frische und gesunde Granulationen auf, die den großen Defekt manchmal sogar ohne postoperative Hernienbildung verschließen.

Die zweite Form ist in ihrem Ablauf langsamer (s. Abb. 8). Die Wunde erscheint lange Zeit völlig komplikationslos bis plötzlich oft erst nach der 2. Woche die Temperatur aus völligem Wohlbefinden heraus plötzlich ansteigt, ohne daß wir krankhafte Veränderungen nachweisen können. In diesem Stadium wölbt sich auf einmmal eine stark gerötete Stelle der Wunde vor, aus der sich nach der Incision für gewöhnlich reichlich stinkender Eiter entleert, der seine Quelle in reichlichen

Nekrosen der Linea alba hat. Diese Absceßbildungen beschränken sich oft erfreulicherweise nur auf umschriebene Teile der Wunde, so daß auch ihre Verheilung unter entsprechenden Maßnahmen ziemlich schnelle Fortschritte macht.

Es müssen natürlich nicht alle Fasciennekrosen im Rahmen dieses hier an zwei Beispielen gegebenen Schemas ablaufen. Dennoch hat aber die Erfahrung immer wieder gelehrt, daß derartige Fieberkurven fast immer typisch für die Entwicklung der Ernährungsstörungen und Nekrosen der Aponeurosen der seitlichen Bauchmuskeln anzusehen sind.

Schnittführung bei Bauchoperationen.

Der allgemein übliche Schnitt für alle chirurgischen Eingriffe in die Bauchhöhle ist für gewöhnlich der Längsschnitt, der als Medianschnitt in der oberen oder unteren weißen Linie, durch den Rectus hindurch oder in Form des pararectalen Schnittes ausgeführt wird. In diesem Längsschnitt ist der sicherste und schnellste Weg in die Bauchhöhle zu erblicken, gegen den aber immer wieder wegen seiner gewebsverletzenden Folgen Sturm gelaufen wurde. Die Betrachtung der Bauchwand lehrt, daß der Längsschnitt Bindegewebsspalten quer durchtrennt. Die Richtung der Muskeln- und Sehnenfasern sowie der zugehörigen Nerven verläuft von den Seiten her zur Mitte hin, um sich dann in der Linea alba durch Verflechtung zweier Aponeurosenblätter zu einem festen Gewebe zu vereinigen. Die einzelnen Bündel durchwirken sich nicht nur in horizontaler, sondern auch in sagittaler Richtung, ganz besonders im oberen Abschnitt der weißen Linie, so daß sie hier wie ein kompliziertes anatomisches Gebilde erscheint. Bei einer Längsdurchtrennung in der Körperachse werden somit alle Gewebsteile quer zu ihrem Faserverlauf getroffen. Durch die Kontraktion der ihnen zugehörigen hinten seitlich ansetzenden Muskeln werden die in der Mittellinie befestigten Sehnenfasern ihres Haltes beraubt und weit auseinandergezogen, so daß die Schnittränder auseinanderklaffen. Durch diesen dauernden Zug lastet somit immer eine seitliche Kraft auf einer frischen Naht in der Längslinie, die in ihrer Stärke nicht unterschätzt werden darf. Die beschriebenen architektonischen Eigentümlichkeiten der normalen und unverletzten weißen Linie fehlen selbst der bestverheilten Narbe immer.

Die von *Langer* entdeckten Spaltlinien der Haut und der anatomische Verlauf von Muskelbündeln und Sehnenfasern veranlaßten schon *Kocher* zu der Feststellung, daß ,,genügend lange Incisionen durch die Haut in der *Langer*schen Spaltrichtung" als Normalschnitte anzusehen seien. Im Jahre 1910 vertrat *Sprengel* als erster öffentlich die Ansicht, daß alle Körperlängsschnitte physiologisch unkorrekt seien. *Sprengel* sagt in seinen kritischen Betrachtungen über Bauchdeckennaht und -schnitt auf dem deutschen Chirurgenkongreß 1910 wörtlich:

1. „Die am Abdomen heute allgemein üblichen Schnitte parallel der Körperlängsachse, die man an bestem als Körperlängsschnitte bezeichnen sollte, sind im anatomischen Sinne überhaupt keine Längsschnitte, sondern Gewebsquerschnitte, ob sie nun als obere oder untere Medianschnitte, oder als transrectale oder pararectale Längsschnitte oder als Kulissenschnitte ausgeführt werden. Sie verstoßen an und für sich betrachtet, gegen eines der wichtigsten chirurgisch technischen Gesetze, welches dahingeht, daß die operativen Läsionen nach Möglichkeit nicht quer zu den Gewebsfasern, sondern parallel denselben verlaufen sollten.

2. Die Wiedervereinigung der Gewebe muß bei den in dieser Weise angelegten Schnitten ganz naturgemäß auf bedeutende Gewebsspannungen und damit auf erhebliche Schwierigkeiten stoßen, die geeignet sind, sowohl für die unmittelbare als für die spätere Folgezeit für die Operierten ernstliche Schädigungen herbeizuführen.

Die Vorteile des Querschnittes liegen nach diesen Darlegungen klar auf der Hand. Die in der Gewebsrichtung verlaufende Wunde wird bei starken ruckartigen Schmerzen, beim Erbrechen und Husten nicht wie beim Längsschnitt dauernd auseinandergezerrt, sondern die einzelnen voneinander getrennten Muskelfasern werden eher aneinander gehalten, so daß durch die physiologische Intaktheit der Aponeurosenränder eine rasche Verklebung der Wunde eintreten kann. Trotz des nicht leichten Anlegens des Schnittes und seines manchmal schwierig und zeitraubenden Verschlusses am Ende der Operation, wird ihm von *Sprengel* vor allen anderen Schnitten wegen der genannten Vorzüge der Vorrang gegeben. Aus diesen Gründen heraus erklärt sich auch die Tatsache, daß so häufig nach Winkelschnitten der längsverlaufende Teil vereitert, während zur gleichen Zeit der querverlaufende, anscheinend gewebsverletzende, primär verheilt. *Sprengel* vermeidet also nicht nur den Längsschnitt in die weiße Linie, sondern greift bei allen Bauchschnitten überhaupt nur auf den Querschnitt zurück. Erst wenn ihm die Orientierung nicht ausreichend erscheint, kommt ein kurzer Hilfsschnitt in der Längsrichtung zur Anwendung. Zahlenangaben über die Erfahrungen mit den *Sprengel*schen Bauchquerschnitten gibt *Bakes* 1911 an. Von 275 Fällen heilten 188 primär, 87 waren drainiert, nie vereiterte eine Aponeurose, nie platzte eine Laparotomiewunde. Auch andere Autoren, unter ihnen z. B. *Drüner*, gaben Schnitte an, die nach diesen Grundsätzen als Bogenschnitte einen queren Verlauf zur Körperachse nehmen. Ohne Frage tragen nur die Querschnitte der Anatomie und Physiologie der Muskeln und Aponeurosen der Bauchwand voll Rechnung. Dennoch hat es in Polemiken niemals an Stimmen gefehlt, die einen prinzipiellen Ersatz des Längsschnittes durch den Querschnitt nicht für zweckmäßig erachten (z. B. *Schmieden, Wrede*). Für alle schnell zu orientierenden Schnitten bei akuten Bauchereignissen, wie z. B. Perforationen, wird jedoch immer wieder der Längsschnitt aus den bereits mehrfach genannten Gründen empfohlen. Jeder Chirurg greift allein schon deshalb zu diesem Schnitt, weil im Bedarfsfalle eine bequeme Erweiterung nach oben oder unten bis zur völligen Übersicht erfolgen kann.

In einer Sammelstatistik über den Platzbauch gibt *Sokolov* nach Rückfrage bei den bekanntesten europäischen Chirurgen einen ausführlichen Bericht über 646 Fälle von Bauchruptur, bei denen in 76,4%, also überwiegenden Mehrzahl, der Medianschnitt und nur in 23,6% die übrigen Schnitte zur Anwendung kamen. Es erscheint somit, rein zahlenmäßig betrachtet, der obere Medianschnitt die „Methode der Wahl" zu sein, obwohl der Zugang nach den Darlegungen nicht als völlig ideal zu bezeichnen ist.

Die Entwicklung der Bauchschnitte hat sich im allgemeinen im Laufe der Zeit so vollzogen, daß die Schräg- und Querschnitte bei Gallenblasen-, Wurmfortsatz-, Blasen-, Prostataoperationen usw. den ersten Platz erobert haben, während die Längsschnitte als schnell orientierende Probeschnitte und zur Eröffnung des Oberbauches immer bevorzugt bleiben.

Es können somit keine starren Grundsätze für die Durchführung des Bauchschnittes aufgestellt werden, sondern seine Anlegung hat sich nach den jeweils gestellten Anforderungen (Diagnose, Art und Schwere der Erkrankung, Zustand des Kranken, Beschaffenheit der Bauchdecken) zu richten.

Ursachen der Sekundärheilung.

Viele Arbeiten in dem in- und ausländischen Schrifttum haben eine Klärung der Ursachen der Wundheilungsstörung auf Grund von klinischen oder experimentellen Erfahrungen versucht. Ebenso zahlreich sind aber auch die Lager, in die sich die Meinungen der einzelnen Autoren über dieses Problem gespalten haben, ohne daß es bis heute gelungen ist, einen einzelnen Faktor als den für die Wundheilungsstörung allein verantwortlichen herauszufinden. Die angestellten Untersuchungen erstrecken sich z. B. auf die Bedeutung der Infektion, des gesteigerten Bauchinnendruckes, der Avitaminose, der Nahttechnik und des Nahtmateriales, um nur einige der häufig angeschuldigten Ursachen herauszugreifen. Eine ausführlichere oder gar erschöpfende Darstellung aller im Schrifttum angeschuldigten oder angeführten Möglichkeiten für die Sekundärheilung ist in diesem Rahmen nicht möglich. Es kann hier lediglich ein Umriß des großen Kapitels erfolgen. Ich beschränke mich daher im folgenden aus diesem Grunde auf die Besprechung der wichtigsten ätiologischen Momente, die gleichzeitig von mehreren Autoren eine Bearbeitung und Würdigung erfahren haben.

Die *Infektionsmöglichkeit* der Wunde ist z. B. allein schon durch den Keimgehalt der Operationssaalluft, durch nichtsteriles Nahtmaterial, sowie durch metastatische Ansiedlung von Keimen an dem durch die Operation gesetzten Locus minoris resistentiae der Gewebe gegeben.

Die Infektion auf dem Luftwege ist nach den bakteriologischen Untersuchungen von *Gorgon* im allgemeinen nicht für sehr gefährlich zu halten. Er fand, daß Petrischalen morgens in einem unbenutzten Operationssaal 5 Min. aufgestellt, steril blieben oder im Höchstfalle zwei Keime zeigten. Petrischalen morgens in einem unbenutzten Operationssaal 5 Min. im Aktionsradius eines laufenden Ventilators in einer Entfernung von 2 m zeigten 6 Keime, bei einer reichlichen Anzahl von Zuschauern zeigten sich nach 5 Min. 6—8 Keime. *Gorgon* fand weiterhin, daß Abstriche aus dem Nasen-Rachenraum aller im Operationssaal beschäftigten Personen in 25% hämolytische Streptokokken ergaben. Auch hierdurch besteht eine Infektionsquelle teils durch Tröpfchen-, teils durch Kontaktinfektion mit den Händen.

Fast ebenso wie diese exogene Infektionsmöglichkeit ist jene anzusehen, die ihre Ursachen direkt in der Anwesenheit von Keimen in der Wunde hat. *Niewisch* fand bei der Prüfung des Keimgehaltes von aseptischen Wunden (Hernien, Strumen, Knochen- und Gelenkoperationen) 21% sterile Wunden, während über die Hälfte der Wunden Eitererreger enthielt. Ähnliche Ergebnisse erhob auch *Janowskaja*. Verf. entnahm Hautstückchen vor und nach der Bearbeitung der Haut mit Ammoniak-Alkohol-Jod und fand 3 Fälle vor der Operation ohne Bakterienwachstum, 21 Fälle nach der Operation steril, 49 Fälle dagegen bakterienhaltig. Die Art der gefundenen Erreger schwankt zwischen Heubacillen, Staphylo- und Streptokokken und Pyoxyaneus. Trotz des relativ hohen Keimgehaltes der Haut und der Wunden konnte *Sokolov* in seiner Sammelstatistik nur in 15,7% eine die Ruptur begünstigende und auslösende Infektion der Wunde als die alleinige Ursache feststellen.

Mechanischen Beanspruchungen der frischen Wunde durch postoperativen Meteorismus, langdauernden Singultus oder heftigen Hustenstößen und bei motorisch unruhigen Kranken wurde ebenfalls eine besondere Aufmerksamkeit entgegengebracht. Es scheint hier jedoch von zahlreichen Autoren, die nur diese Komponente als Ursache annehmen wollen, bislang eine Überbewertung dieser ätiologischen Faktoren erfolgt zu sein, da *Sokolov* das Erbrechen nur in 6,9% und den Meteorismus nur in 2,5% als Anlaß der Ruptur erheben konnte.

Naturgemäß suchte man die allererste Abhilfe der Heilungsstörung durch eine Abänderung der *Nahttechnik* zu erreichen. Selbst die vorsichtigste Etagennaht der Wunde in 5 Schichten oder die prophylaktisch angelegte Drahtnaht konnte ein Aufplatzen nicht verhindern. Nicht immer allein ist aufgewendete oder mangelnde Sorgfalt beim Wundverschluß der Grund für das Auftreten oder Ausbleiben der Sekundärheilung, sondern auch die Art des angewendeten *Nahtmaterials* und seine Verträglichkeit im Körper bilden Quellen der ausbleibenden prima intentio. Interessante Untersuchungen über die Verträglichkeit und die Reaktion des durch eine vorhergehende Operation für Catgut sensibilisierten Körpers gegen eine nochmalige Catgutnaht stellten *Kraisel, Kesten* und *Cimiotti* an. Im Tierversuch brachten sie mit Catgut sensibilisierten Meerschweinchen Catgutpulver in die Bauchhöhle und fanden nach kurzer Wartezeit eine schwere Entzündung mit Wundheilungsstörung vor. An den gelegten Wundnähten hatten die Autoren den Eindruck, als ob das Catgut zu schnell vor einer endgültigen Verklebung der Wundränder resorbiert würde. Nach ihren Befunden schlugen sie vor, die Empfindlichkeit eines Kranken gegen Catgut bereits vor der Operation dadurch zu prüfen, daß man eine alkoholische Aufschwemmung von Catgut als Test unter die Haut injiziert und die entstehende Reaktion der Cutis in Form einer Quaddel beobachtet. Sie glauben hierdurch, einen wesentlichen Faktor für die Wundheilungsstörung ausschalten zu können. Andere Versuche, vor allen Dingen von seiten der Industrie, zielten darauf ab, besonders keimfreies Nahtmaterial, womöglich noch mit desinfizierenden Lösungen durchtränkt, zur Ausschaltung jeder Infektionsquelle zu erhalten. Die trotz aller dieser Mühen erwarteten primären Heilresultate traten jedoch nicht ein.

Alle die hier besprochenen mechanischen Faktoren erscheinen jedoch von untergeordneter Bedeutung gegenüber der Gruppe von *biologischen Momenten*, die zu einer völlig veränderten Reaktionslage des Körpers führen. Der Avitaminose, der Kachexie und allen Stoffwechselstörungen ist für die Ätiologie der Wundheilungsstörungen eine größere Bedeutung zuzuschreiben.

Seitdem bereits durch längere Zeit zurückliegende Untersuchungen der *Einfluß der Askorbinsäure* auf die Bindegewebsformung festgestellt worden ist, wurden auch die Beziehungen der Wundheilungsstörung zum Vitamin C-Mangel erforscht. Wenn sich auch ein vorhandener Vitamin C-Mangel niemals unter manifesten klinischen Symptomen äußert, so kann er dennoch Formen annehmen, die als ,,asymptomatischer Skorbut" *(Lanman* und *Ingals)* oder ,,Präskorbut" *(Sokolov)* bezeichnet werden. *Wollbach* und *Owe* haben diese Form von Skorbut charakterisiert als eine Unfähigkeit des Stützgewebes Intercellularsubstanz zu bilden und zu erhalten".

Auf Grund solcher Feststellungen haben *Lanman* und *Ingals* an Meerschweinchen die Wundheilung beobachtet, nachdem sie die Tiere durch eine bestimmte Kost auf einem niedrigen Askorbinsäurespiegel von 0,25 mmg-% hielten. Nach Prüfung des Askorbinsäurespiegels im Plasma wurden am 15. Diättag die Tiere laparotomiert und eine Schnittwunde am Magen gemacht. Diese wurde sodann mit Seidenfaden geschlossen und die Bauchwand zweischichtig geschlossen. Der gleiche Vorgang wurde bei 10 gesunden Kontrolltieren unternommen, die eine normale Vitamin C-Versorgung hatten. In bestimmten Zeitabständen wurden die Tiere getötet. Durch ein Pneumoperitoneum (bei gleichzeitiger

Manometerdruckmessung) wurde der Bauch aufgebläht, bis die Wunde aufplatzte. Der Druck, bei dem dies Aufplatzen geschah, wurde gemessen. Ebenso wurde der Magen abgebunden und gleichfalls gebläht, bis die Wunde platzte. Bei Vergleich zwischen den beiden Tiergruppen — je 10 Tiere — ergab sich: Die Bauchwunde bei Normaltieren widerstand weit höherem Dehnungsdruck. Die Wunde platzte bei diesen Tieren dann plötzlich. Bei den Skorbuttieren platzte die Hautwunde schon eher, ehe die Bauchwand selbst aufplatzte. Bei den Normaltieren platzte die Wunde nicht, sondern der Magen platzte an anderer Stelle. Die Wunde der Laparotomie wie die der Magenincision zeigten histologisch verschiedene Beschaffenheit. Während bei den Normaltieren die Narbe kaum auffindbar war, zeigte sich bei den Skorbuttieren Narbenbildung mit nur ganz wenig Kollagenbildung. Das subcutane Narbengewebe war bei den Skorbuttieren abnorm verdickt, zeigte ein irreguläres Muster von Fibroblasten und wenig Kollagenbildung. Die Kontrolltiere dagegen zeigten hier ein dichtes Kollagenbindegewebe. Die histologischen Befunde stimmen mit denen überein, die bei Sektion hinsichtlich der Narbenbildung erhoben werden können. Diese Studie zeigt, daß ein Teilmangel an Vitamin C Wirkungen hinsichtlich der Wundheilung zeitigt, indem bei der Wundheilung eine Fibroblastenwucherung ohne Kollagenbildung auftritt. Die Versuchsbedingungen wurden so gehalten, wie sie in Form des ,,asymptomatischen Skorbut" beim Menschen bestehen. (Nach *Wollbachs* Untersuchungen seien die tierexperimentellen Ergebnisse mit menschlichen Untersuchungsergebnissen beim freien Skorbut identisch, also auf den Menschen übertragbar.)

In allen Fällen von Kachexie, die durch langdauernde Infektionen oder mit bösartigen Geschwulstkrankheiten auftreten, ist also mit dem Vorhandensein eines Vitamin C-Mangels zu rechnen. Bekannt ist dieser Mangel z. B. ganz besonders bei Pneumonie, Parotitis und Pankreatitis. Aber nicht allein bei kranken Menschen, sondern bereits bei allen Stadtbewohnern unserer Breitengrade tritt durch die obst- und gemüsearme Kost während der Wintermonate der zwar symptomlose, aber skorbutähnliche Zustand der Vitamin C-Verarmung auf. Die Jahreskurve des Vitamin C-Angebotes erreicht im Sommer und Herbst einen Höchstzustand, im Winter und Frühjahr dagegen einen Tiefstand, so daß in dieser Jahreszeit der Bedarf an Vitamin C — 20 mg pro die — durch die Ernährung nicht gedeckt werden kann. Die Widerstandskraft dieser Menschen gegenüber Infektionen, Verletzungen und Erkrankungen sinkt dadurch manchmal bis zu einer völligen ,,Atonie" aller Gewebe ab *(Sokolov)*. Durch diesen Mangel erklärt sich auch die Tatsache, daß nach der Berechnung von *Sokolov* die meisten Wundrupturen in den Monaten Dezember bis Mai, also dem biologischen Frühjahr *(Moro)* auftreten und nicht mit dem Kalenderfrühjahr zusammentreffen. So entfielen nach *Sokolovs* Mitteilungen 76,9% aller Rupturen auf das Frühjahr und nur 23,1% auf die übrigen Monate des Jahres. Auch aus der dieser Arbeit beigegebenen Abb. 7 über die monatliche Verteilung der Wundheilungsstörungen der Frankfurter Fälle ist ein Ansteigen dieser Komplikation in den Monaten Januar und Mai zu bemerken und deckt sich damit mit den Befunden anderer Autoren.

Beobachtungen über *Störungen des Stoffwechsels* lassen fernerhin doch auch die Vermutung zu, daß sich Schwankungen des p_H-Wertes der Gewebe einer Heilung hinderlich in den Weg stellen. Nicht nur das diabetische Koma, sondern bereits geringere Grade einer Azidose verzögern die Verklebung der Wundränder. Die schwierigen Gewebs- und Heilverhältnisse der Diabetiker mit einer Ketonurie, sind ausreichend bekannt und verlangen vor einem jeden operativen Eingriff seit langer Zeit eine vorbereitende Behandlung mit Insulin und bei höheren Graden eine Zuführung von Natriumcarbonatlösung.

Kiparskij veröffentlicht einen Fall mit mehrfachen Wundrupturen bei bestehender Azetonurie, der so instruktiv ist und die Bedeutung der Säurevergiftung derart beleuchtet, daß er in Kürze aufgeführt werden soll:

60jährige Frau wurde wegen Uteruscarcinom nach *Wertheim* operiert. Vierschichtige Bauchdeckennaht, durchgreifende Seidennähte. Bronchopneumonie mit 38° Fieber. Wundheilung primär, Entfernung der Fäden am 6. Tag. Am 10. Tag 3 cm lange Wundruptur. Therapie: Zusammenziehen der Wunde mit Leukoplast. Am 12. Tag zweite Ruptur beim Husten mit Dünndarmvorfall. Therapie: Reposition, Peritonealnähte, Aponeurosenähte, durchgreifende Seidennähte. Am 17. Tag dritte Ruptur. Therapie: Zusammenziehen mit Leukoplast. Am 22. Tag vierte Ruptur wieder mit Dünndarmvorfall. Therapie: Reposition, Auffrischen der Wundränder, keine Peritonitis, erneute Naht. Am 29. Tag fünfte Ruptur mit Dünndarmvorfall. Therapie: Reposition, Tamponade, keine Peritonitis. Plötzlicher Exitus.

Autopsie: Die Gewebe zeigten hyaline Metamorphose, wenig Zellelemente, stellenweise kollagene Fassern, Blutgerinnsel, Nekrose.

Alle Kranke mit verringerter oder aufgebrauchter Alkalireserve laufen auch dann Gefahr, bereits ohne Diabetes eine Säurevergiftung zu erleiden, wenn sie langen Inhalationsnarkosen mit den gebräuchlichen Betäubungsmitteln unterworfen oder ausgedehnten örtlichen Betäubungen mit Novocain unterzogen werden. Tritt hierdurch wahrscheinlich auch nur eine kurzdauernde Übersäuerung der Gewebe ein, so mag diese doch in den ersten Tagen nach einer Operation das Verkleben der Wundränder erschweren und damit ihren Aufbruch begünstigen. *Starr* und *Naron* lehnen jedoch diese Theorie der Wundheilungsstörung durch Säurevergiftung ab.

Die Untersuchungen über die genannten *biologischen Faktoren* haben ebenfalls leider keine völlige Klärung des Problems erbracht. Dennoch kann man ihnen aber für die Entwicklung einer Wundheilungsstörung einen gewissen begünstigenden Einfluß nicht absprechen. Erstaunlicherweise untersuchten aber keiner der Autoren die Bedeutung der *arteriellen Blutversorgung* der weißen Bauchlinie als Ursache der Wundkomplikation. *Nisnevic* schuldigt zwar die Lues der Gefäße an, jedoch kann diese nicht für jede Heilungsstörung als Ursache in Betracht kommen, da doch zum mindesten zwischen der Häufigkeit der Lues und der Wundheilungsstörung eine gewisse Parallelität bestehen müßte. *Schmieden* hat sich in seiner Arbeit über das Problem der Bauchdeckeneiterung dieser Frage zugewandt. Er sieht die überwiegende Zahl der Vereiterungen des medianen Oberbauchschnittes als präperitoneale Hämatome an, die mit Nekrosen aus der Bauchsehne verbunden sind und ihre Ursache oft in den vielen und zu fest geknoteten Nähten in dem schlecht ernährten Gewebe der Linea alba haben dürften. Nach seiner Meinung spielt die Infektion wohl eine geringere Rolle als die der Ernährungsstörung und würde bei günstigeren anatomischen Verhältnissen und in gut ernährtem Gewebe wohl leicht überwunden werden.

Eigene Versuche zur Gefäßversorgung der weißen Linie.

Die Vermutungen *Schmiedens*, daß den Sekundärheilungen der weißen Linie Ernährungsstörungen des Sehnengewebes zugrunde liegen könnten, und die erfolgreichen Untersuchungen über die Gefäßversorgung der langen Körpersehnen von *Biesalsky* und *Mayer* gaben Veranlassung, zur Klärung der Wundheilungsstörung Versuche zur Darstellung der Gefäße in den Aponeurosen der seitlichen Bauchmuskulatur und der Linea alba anzustellen. Obwohl die Sehnen erheblich weniger Blutgefäße enthalten als die Muskeln und das umliegende Gewebe, konnten *Biesalsky* und *Mayer* durch ihre Gefäßinjektionen doch ein gut entwickeltes, höchst charakteristisches Gefäßsystem feststellen. Es besteht hauptsächlich aus längsverlaufenden Gefäßen, die zum Teil quer und zum Teil schräg abgehende Anastomosen abgeben. *Rau* konnte durch ähnliche Versuche nachweisen, daß die Sehnen bei Neugeborenen und Jugendlichen bis zum 25. Lebensjahr viel reichlicher mit Gefäßen versehen sind, als bei Individuen jenseits des 30. Jahres. Wenn also für die langen Sehnen des Körpers ein eigenes und typisches Gefäßsystem gefunden werden konnte, mußten eigentlich auch die Gefäßfüllungsversuche der weißen Linie der Bauchwand einen positiven Erfolg zeitigen.

Das Untersuchungsmaterial.

Aus äußeren Gründen war es leider nicht möglich, die Injektionsversuche der Bauchwand an ganzen Leichen vorzunehmen, so daß nur herausgeschnittene Bauchdecken verwandt werden konnten. Von einem Mittelschnitt aus erfolgte die subcutane Freipräparierung der vorderen Bauchwand nach unten bis zur Symphyse und nach den Seiten weit über den lateralen Rectusrand hinaus. Die obere Begrenzung des Präparates bildete eine quere Resektionslinie durch die Mitte des Brustbeines und die angrenzenden Rippenknorpel. Es lag somit ein Präparat vor, das von außen nach innen betrachtet aus folgenden Schichten bestand: Subcutanes Fettgewebe, vordere Rectusscheide, Rectusmuskulatur hintere Rectusscheide, Peritoneum. Diesem Teilstück der Bauchwand hafteten für die Injektionsversuche eine Reihe von Nachteilen an, die weiter unten bei der Technik der Gefäßinjektion besprochen werden sollen, aber leider in Kauf genommen werden mußten. Erfreulicherweise bildeten sie jedoch kein schwereres Hindernis, um die weiteren Versuche zu vereiteln. Die mitgeteilten Ergebnisse stützen sich auf insgesamt 50 Untersuchungen der Linea alba, die teils mit, teils ohne Gefäßfüllung in mikroskopischen Schnitten durchgeführt wurden. Die herausgeschnittenen Präparate wurden in Formol fixiert, Paraffin eingebettet, in Schnitten von 40—60 μ Dicke auf den Objektträger gebracht und teils mit Hämatoxylin-Eosin, teils mit Eosin gefärbt. Bei allen dünneren Schnitten war die Beobachtung der Gefäße erheblich schwieriger als bei den dickeren, die in jedem Blickfeld nicht nur mehrere Gefäßlumina, sondern auch ganze Gefäßlängenschnitte erkennen ließen.

Bevor jedoch auf die mikroskopischen Befunde der untersuchten weißen Linien eingegangen wird, muß nochmals auf den Unterschied zwischen der Nomenklatur der Schnittführung nach chirurgischen Grundsätzen und den tatsächlichen anatomischen Verhältnissen hingewiesen werden. Ein Körperlängsschnitt im chirurgischen Sinne, also die Durchtrennung der Linea alba vom Schwertfortsatz abwärts zum Nabel, ist anatomisch gesehen ein Querschnitt des Gewebes. Der chirurgische Querschnitt hingegen ist ein reiner Gewebslängsschnitt in der Richtung der Muskel- und Sehnenfasern. Im folgenden wird die dem Chirurgen geläufigere chirurgische Benennung beibehalten, es wird aber nochmals betont, daß nach den anatomischen Gesichtspunkten die Verhältnisse gerade umgekehrt liegen.

Untersuchungsbefunde an nichtinjizierten Präparaten.

Um zunächst einen Einblick in den normalen Aufbau der Linea alba zu haben, wurden mehrere Stücke von dieser in verschiedenen Schnitthöhen untersucht. Ein Längsschnitt zeigt uns bei Lupenvergrößerung zahlreiche geordnete, nebeneinander liegende Sehnenfasern, die alle quer getroffen worden sind. Vereinzelt findet sich zwischen den Spalträumen der Sehnenfasern Binde- und etwas Fettgewebe eingelagert, das zum Teil wohl ausgebildete und mit Blut gefüllte Capillaren enthält. Ein Teil dieser Capillaren ist durch den Schnitt längs getroffen, während andere nur einen Gefäßquerschnitt erkennen lassen (Abb. 9 und 10). Auf dem Querschnitt zeigen sich längs angeordnete, parallel stehende Sehnenfasern, die sich zu einem festen Sehnenstrang zusammenfinden, und dadurch entstehen, daß sich Fasern der beiden Rectusscheiden in der Mittellinie vereinigen. Die Bindegewebssepten führen auch in dieser Schnittebene quer und längs durchschnittene Capillaren. Die *normale*

496   Hans Heinrich Westermann:

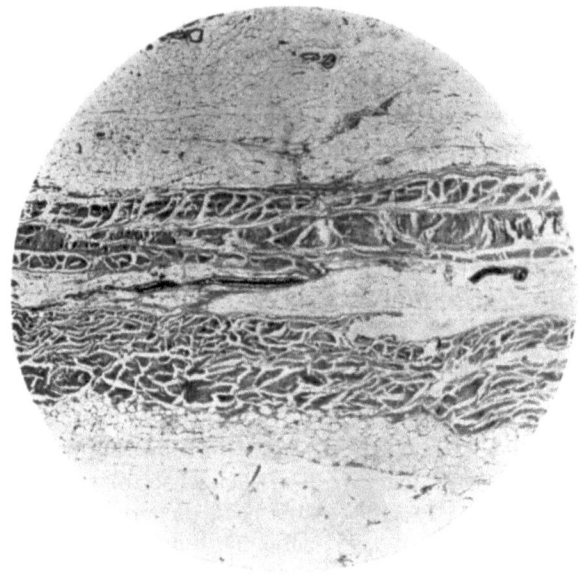

Abb. 9. Chirurgischer Längsschnitt mit gefülltem quer- und längsgetroffenen Capillaren im Fettgewebe zwischen den Sehnenbündeln.

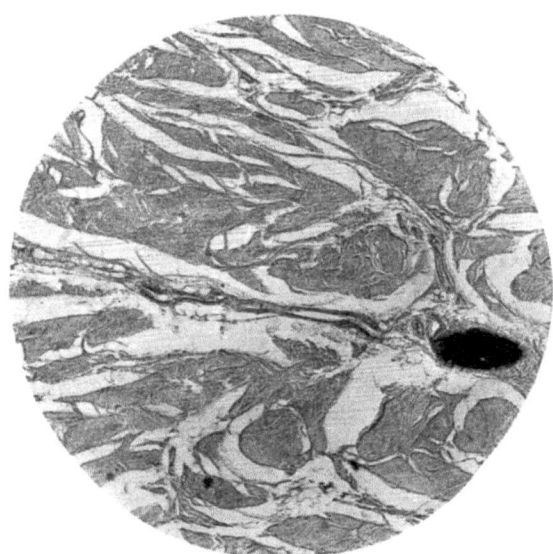

Abb. 10. Chirurgischer Längsschnitt mit gefüllter Capillare im Querschnitt und mit abgehender längsgetroffener ungefüllter Capillare.

und intakte *weiße Linie* besitzt ein wohlausgebildetes Bündel von Sehnenfasern in paralleler Anordnung. In ihr deckt die feingewebige Untersuchung bereits ohne Gefäßinjektion Haargefäße auf, die in beiden Schnittebenen teils längs und teils quer getroffen sind und einem zwar spärlichen, aber wohlausgebildeten Capillarnetz angehören.

Das hier geschilderte, regelvolle Bild des normalen anatomischen Aufbaues einer Linea alba in beiden Schnittebenen vermissen wir sofort,

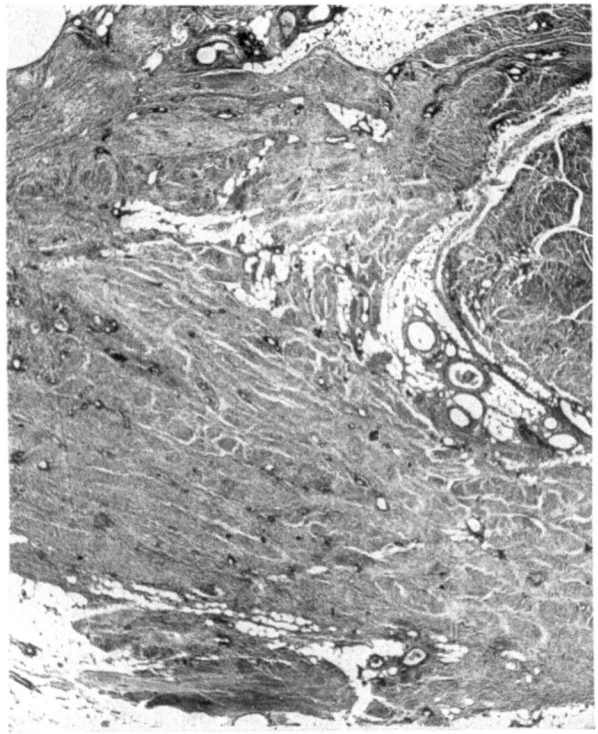

Abb. 11. Narbe in der Linea alba. Das Bild entspricht der Stelle des Zusammenfließens der Aponeurosenblätter, am rechten Bildrand Rectusmuskulatur.

wenn mikroskopische Bilder von operierten und *vernarbten weißen Linien* zur Untersuchung kommen. Die schöne scharfe Grenze zwischen der Rectusmuskulatur und den beiden Aponeurosenblättern ist verschwommen. Muskelreste sind zum Teil hyalin degeneriert und aus dem Verlauf der Rectusmuskulatur gelöst (Abb. 11). Auch die parallele Anordnung der Sehnenfasern auf dem chirurgischen Querschnitt und die der Sehnenbündel auf dem Längsschnitt ist zum großen Teil nicht mehr erhalten. Zwischen den manchmal zerrissen aussehenden Sehnenstreifen hat sich ein mehr oder minder kernreiches typisches Granulationsgewebe mit allen ihm zugehörenden Gewebselementen entwickelt. Es zeigt bereits schon ohne Gefäßfüllung zahlreiche Capillaren, die ebenfalls wieder in beiden Schnittebenen längs oder quer getroffen sind. Ihre Zahl richtet sich nach dem Alter und der Ausdehnung des entwickelten Bindegewebes. Frisches Granulationsgewebe ist stärker vascularisiert und zeigt mehr Gefäßsprossen auf als älteres, das bereits der Schrumpfung, Vernarbung und hyalinen Umwandlung anheimgefallen ist. Regellos wie in jedem Granulationsgewebe sind größere und kleinere Capillaren anzutreffen, die die Durchblutung des Sehnenregenerates gewährleisten (Abb. 12).

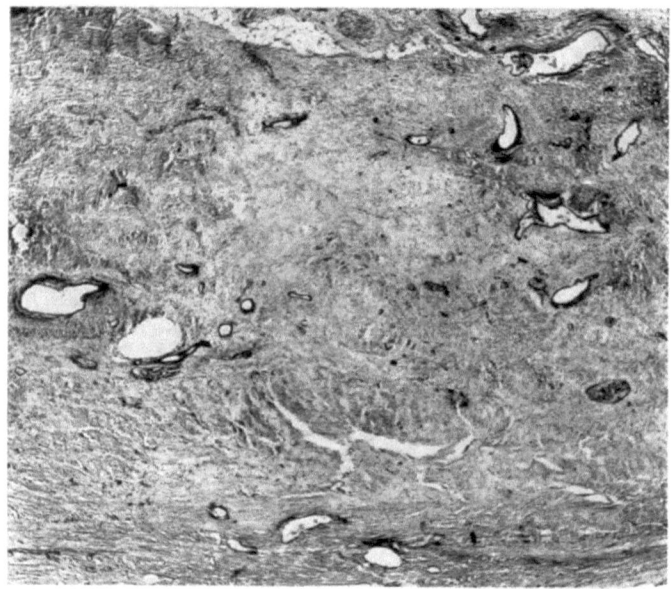

Abb. 12. Stärkere Vergrößerung zu Abb. 11.

Ein besonderes Augenmerk wurde bei den Untersuchungen auf *abnorme Einlagerungen in der Linea alba* gerichtet, da ihnen für die Entstehung der Wundheilungsstörung eine besondere Bedeutung zugemessen wird. Eine Zwischenlagerung von Fett ist nach Ansicht von *Correia* ein Hindernis für die Narbenbildung, so daß er die mechanische Reinigung der Aponeurosen vom Fett für wichtig erachtet. Eingangs wurde bereits auf die Bedeutung des Begriffes ,,fett" und ,,mager" für die Sekundärheilung hingewiesen. Es sollte an dieser Stelle nicht an statistischen Berechnungen seine Wichtigkeit für die Wundheilungsstörung untersucht werden, da feingewebige Bilder den Nachteil erheblicher Fettablagerungen in der Linea alba um vieles deutlicher als die Zahlen veranschaulichen. Die Abb. 13 zeigt, wie alle Sehnenbündel im chirurgischen Längsschnitt durch zwischengelagertes Fett auseinandergedrängt erscheinen und ihren Halt und die innige Verbindung untereinander verloren haben. Die Vascularisation der Sehnenfasern und des Fettes ist beschränkt und den Ansprüchen einer schnellen Regenerationsleistung nicht immer gewachsen. Ein derartiges Bild von einer Fetteinlagerung macht eine Wundheilungsstörung leicht verständlich. Wenn bei der Verschlußnaht am Ende einer Operation zahlreiche Nähte durch die Sehnen gelegt und fest geknotet werden, so kann eine Ernährungsstörung und aseptische Fettgewebenekrose die unmittelbare Folge sein, die dann später zur endgültigen Vereiterung der Wunde führen kann.

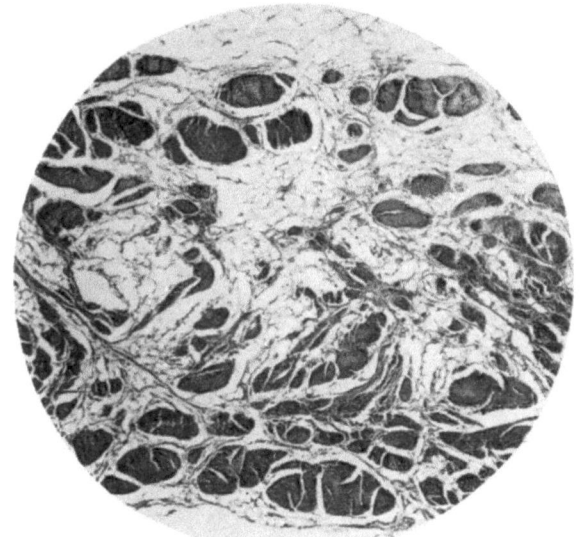

Abb. 13. Chirurgischer Längsschnitt durch die Linea alba. Zwischen den Sehnenbündeln eingelagertes Fettgewebe.

Noch verständlicher wird das Auftreten einer Wundkomplikation aber besonders dann, wenn nicht allein Fett die Einlagerung zwischen die Sehnenbündel bildet. Relativ oft lassen sich Fremdkörpergranulome oder gar kleine Abscesse nachweisen. Die Abb. 14, die von einer vor mehreren Monaten operierten Linea alba stammt, läßt in ihrer Mitte ein länglich-ovales Infiltrat mit Leucocyten, Lymphocyten, Fremdkörperriesenzellen und Zelldetritus erkennen. Diese Infiltration ist von einer dünnen Bindegewebsmembran gegen die gesunde Linea alba abgegrenzt und ist als lokale Abscessbildung anzusprechen. Wenn auch ein großer Teil der Abscesse als wenig virulent anzusehen ist, so können sie doch leicht die Quelle einer Infektion werden. Die beschriebenen Zellelemente sind in ein Netz von noch relativ jungen Granulationsgewebe eingelagert, das eine deutliche Durchsetzung mit kleinen und größeren Capillaren erkennen läßt.

Zur Durchführung von Gefäßstudien kann man sich verschiedener Untersuchungsmethoden, z. B. der Präparation, Korrosion, Aufhellung und Gefäßinjektion der Präparate bedienen. Keines dieser angeführten Verfahren kann alle gestellten Forderungen erfüllen. Der Präparation sind durch die immer kleiner werdenden und makroskopisch nicht mehr darstellbaren Arteriolen sehr bald natürliche Grenzen gesetzt, so daß diese Untersuchung lange Zeit vor dem Erreichen des gesteckten Zieles

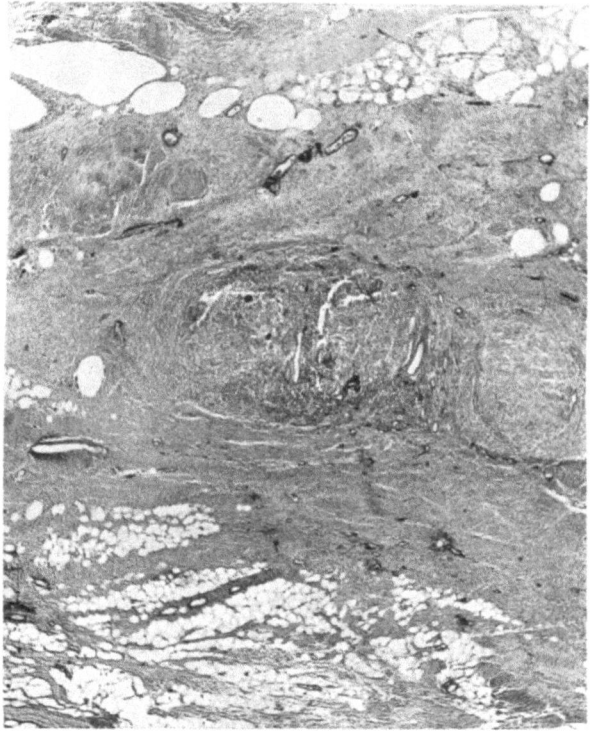

Abb. 14. Absceß in der Linea alba im chirurgischen Querschnitt mit Gefäßfüllung durch Eisenblauglycerinlösung.

abgebrochen werden muß. Die gleichen Schwierigkeiten treffen wir bei der Korrosion an. Die meisten Mittel lassen sich nicht genügend weit in die Capillaren vortreiben, um auch die feinsten Äste zu füllen, so daß also die Korrosion ebenso wie die Präparation nur ein beschränktes Anwendungsgebiet hat. Die Aufhellung und das Durchsichtigmachen der injizierten Präparate hat in manchen Fällen bessere Erfolge, die zwar für die Darstellung der Gefäße an inneren Organen ausreichen mag, sich aber für die Untersuchung des Gefäßbaumes der Sehnen nicht für fein genug herausstellten, da sie sich in ihrer Leistung zu sehr an der Grenze vom Makroskopischen zum Mikroskopischen bewegt.

Einen kleinen, aber noch keineswegs erschöpfenden Einblick in den Gefäßaufbau der Linea alba erlaubt zwar schon allein die feingewebige

Untersuchung. Um jedoch ein genaueres Urteil über den Verlauf der vorhandenen Gefäße zu erhalten, ist ein Deutlichermachen durch Injektion der die Linea alba versorgenden Arterien (A. epigastrica superior und inferior) unerläßlich. Die Weiterleitung der Injektionsmasse von den großen Gefäßen aus soll unter allmählich zunehmenden Injektionsdruck auch die feinsten Capillaren füllen und damit im Kontrastbild die spätere histologische Untersuchung erleichtern.

Technik der Gefäßfüllung.

Im Anfang dieses Kapitels wurde auf gewisse Mängel der herausgeschnittenen Bauchwand hingewiesen, die zum Teil die Gefäßinjektion erschweren. Nach Präparation der vier Hauptgefäße (A. epigastrica sup. dextra et sinistra, A. epigastrica inf. dextra et sinistra) und Einbinden von stumpfen Kanülen, was meistens ohne Schwierigkeit durchführbar ist, zeigt sich sehr bald bei der beginnenden Einfüllung von Flüssigkeit, daß diese aus den übrigen, nicht verschlossenen Arterien herausfließt. Eine ähnliche Entleerung erfolgt auch aus dem Ansatz des Ligamentum teres und dem subcutanen Fettgewebe der Bauchwand. Durch diese „Undichtigkeit" verpufft ein großer Teil des aufgewendeten Injektionsdruckes, so daß ein später eingefülltes Kontrastmittel nicht bis in die Capillaren der Linea alba eindringen kann. Um diesen Nachteil der Injektion an den herausgeschnittenen Bauchdecken gegenüber der Injektion an der Leiche zu beseitigen, gilt es, vor jeder Injektion durch zahlreiche Unterbindungen und das Anlegen von Klemmen alle jene Stellen abzuschließen, die bei der Einfüllung noch Flüssigkeit ausströmen lassen. Es ist dies eine mühevolle und zeitraubende Arbeit, die aber nach sorgfältiger Durchführung durch umso schönere Injektionsbilder der Linea alba entlohnt.

Zur Reinigung des Gefäßsystems von alten Blutresten und zur Beseitigung von Thromben wird zunächst destilliertes Wasser zur Hämolyse solange injiziert, bis es aus den eingebundenen Kanülen wieder klar abtropft. Erst nach vollständiger Säuberung erfolgt die eigentliche Injektion des Kontrastmittels. Nachdem die Präparate mit einem der noch zu besprechenden Mittel gefüllt worden sind, werden sie fixiert und der Weiterverarbeitung unterzogen.

Alle Färbemethoden der Schnitte, die mit einer Kernfärbung verbunden waren, erschwerten die mikroskopische Untersuchung deshalb, weil die injizierten Massen in dem durch die Kernfärbung kontrastreichen Bilde nicht deutlich genug zu erkennen waren. Erst als diese Färbung unterblieb und nur noch vorwiegend Eosin zur Verwendung kam, sprangen die gefüllten Gefäße im mikroskopischen Bilde deutlich in die Augen.

Ganz besonders wichtig für die Injektionserfolge ist die Art des angewandten Materiales. An die zur Verwendung kommenden Massen sind eine Reihe von Forderungen zu stellen, wie z. B.: nicht zu große Viscosität, gute Kontrastfähigkeit für die histologische Untersuchung, gute Löslichkeit des gebrauchten Mittels, um nur einige Punkte anzudeuten.

In der Enzyklopädie der gesamten mikroskopischen Technik ist der Besprechung der Technik der Gefäßinjektion ein breiter Raum gewidmet.

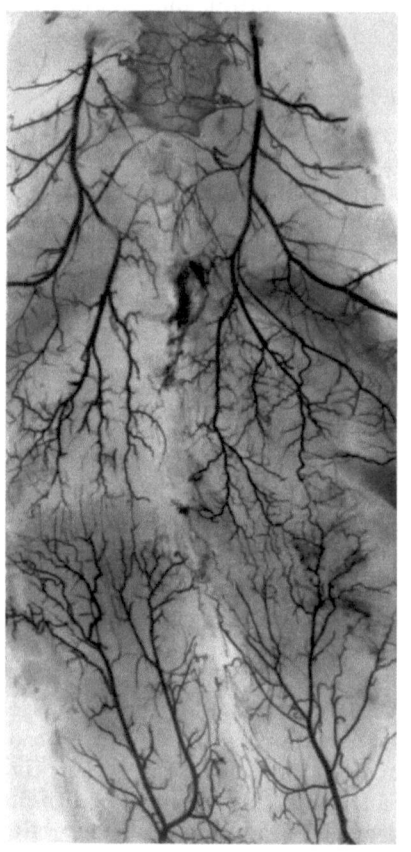 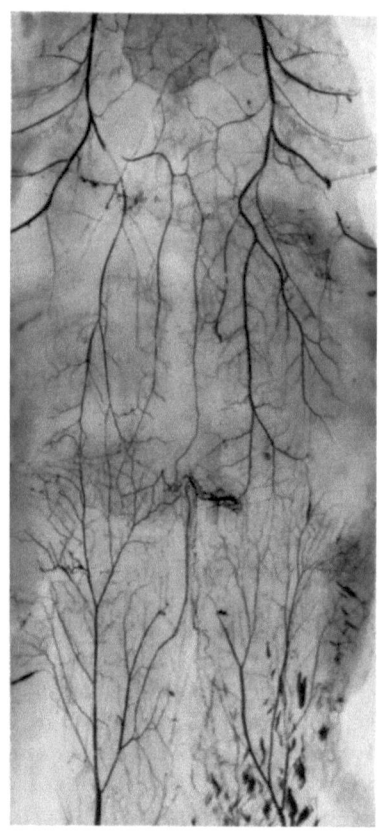

Abb. 15.   Abb. 16.

Abb. 15 und 16. Röntgenologische Darstellung der A. epigastrica superior und inferior nach Injektion von Mennige. Der Schattenfleck in der Mitte des Präparates entspricht dem Ansatzpunkt des Lig. teres hepatis.

Zahlreiche Mittel sind für die Injektionsversuche zur Anwendung gekommen, von denen für unsere Versuche nur Mennige, Eisenblau-Glycerinlösung und Tusche verwandt wurden.

Untersuchungsbefunde an injizierten Präparaten.

Die wäßrigen oder öligen Lösungen der Mennige ermöglichen durch ihre Kontrastfähigkeit eine ausgezeichnete Röntgendarstellung. Die beigegebenen Abb. 15 und 16 zeigen einen je nach Stärke der Bauchwand wechselnd großen Gefäßbaum, der zwar einige Capillaren zur Mittellinie hin abgibt, ohne daß es aber gelungen wäre, die Haargefäße der Linea alba darzustellen. Die hier verwandte Mennigelösung ist zu viscös und nicht fein genug verteilt, um ganz bis in die letzten Capillaren einzudringen. Ein anatomischer Längsschnitt durch die Linea alba in Lupenvergrößerung (Abb. 17) zeigt lediglich die größeren properitonealen Gefäße mit einem schwarz erscheinenden Kontrastmittel (Mennige) gefüllt, während die eigentliche weiße Linie vollkommen frei erscheint.

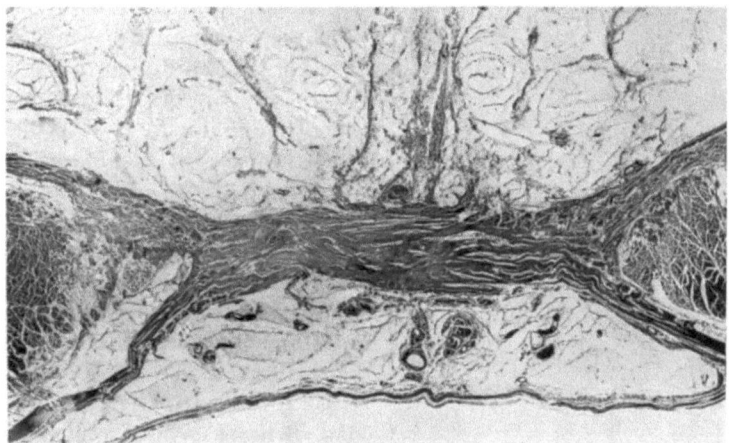

Abb. 17. Lupenvergrößerung eines chirurgischen Querschnittes durch die Linea alba. Seitlich legt die von den Rectusscheiden umgebene Rectusmuskulatur. Im properitonealen Fettgewebe befinden sich zahlreiche Gefäße, die durch Meninge gefüllt sind (s. Röntgenbilder Abb. 15 und 16).

Die Verwendung der Mennige hat durch ihre Zähflüssigkeit ihre natürlichen Grenzen und konnte auch bei verbesserter Technik nicht zum Ziele führen, so daß von einer weiteren Verwendung dieses Mittels Abstand genommen wurde.

Etwas deutlicher als bei der Mennigelösung tritt die Gefäßfüllung der Linea alba an jenen Präparaten zutage, die mit Eisenblau-Glycerinlösung (Zusammensetzung siehe weiter unten) gefüllt und nach der *Aufhellungsmethode* von Spalteholz durchsichtig gemacht worden sind. Die gewöhnliche Schwarz-Weiß-Fotografie derartiger Bauchwände ließ bei dem Versuch, derart aufgehellte Präparate zu fotografieren im Stich, da sie nur die oberflächlichsten und dicksten Gefäße darstellt. Erst als sie durch die Infrarot-Aufnahme mit ihrem tieferen Durchdringungsvermögen ersetzt wurde, ergaben sich Befunde, die mehr zu verwerten waren (Abb. 18). Vergleicht man dieses Bild mit der Röntgendarstellung, so sieht man die Zahl der sichtbar gewordenen Gefäße wesentlich vermehrt und die Dicke ihrer Lichtung viel kleiner als Beweis, daß die jetzt verwandte Lösung weiter als Mennige in die Arteriolen eingedrungen ist.

Auf der Suche nach einem geeigneteren Injektionsmittel erwies sich dann die eben erwähnte und von *Biesalsky* und *Mayer* mit Erfolg verwandte Eisenblau-Glycerin-Lösung zur Injektion als besonders brauchbar. Die Lösung setzt sich folgendermaßen zusammen:

Kalium ferrocyanat. 0,73
Glycerin 29,23
Wasser 116,93
Liquor ferri sesquichlorati . . . 3,65
Alkohol 29,23

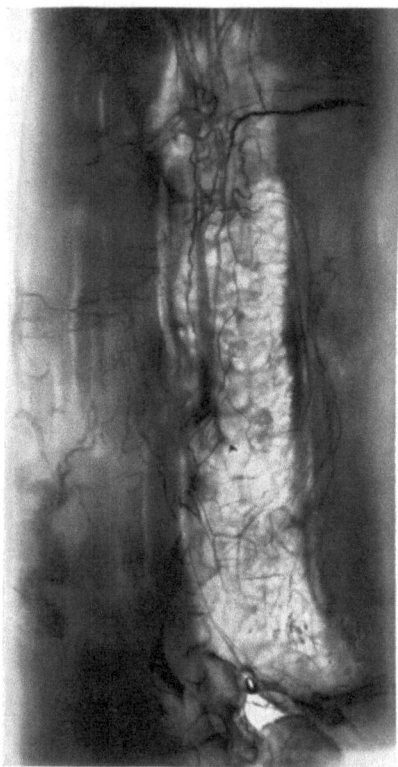

Abb. 18. Aufhellungspräparat einer mit Eisenblau-Glycerinlösung injizierten Linea alba (Infrarotaufnahme).

Dieses Kontrastmittel liegt in einer derart feinen Form als Suspension vor, daß es durch die Injektion bis in die Capillaren hineinzufüllen war. Hierdurch war es jetzt möglich, einen Einblick in die feinere Gefäßversorgung der Linea alba zu erhalten. Durch die Füllung wird eine zartblaue Färbung der Capillaren erreicht, die zwar eine mikroskopische Untersuchung ermöglicht, sich aber leider nicht im Mikrofotogramm in befriedigender Weise demonstrieren läßt. Aus diesem Grunde mußte auf das Beilegen von solchen Abbildungen verzichtet werden, und es wird nur die Beschreibung der erhobenen Befunde gebracht. Man sieht im mikroskopischen Bilde vor allen Dingen im chirurgischen Querschnitt feinste bläulich gefärbte Capillaren wechselnder Größe liegen. Zum größten Teil verlaufen sie parallel zu den Sehnenfasern und geben gelegentlich einmal kurze Äste nach allen Seiten hin ab, so daß auch in dieser Schnittrichtung vereinzelt quergetroffene Capillaren gefunden werden. Auf dem chirurgischen Längsschnitt findet man entsprechend der anderen Schnittebene vorwiegend quere Capillardurchtrennungen und nur ganz vereinzelt einige längsgeschnittene kurze Gefäßlumina.

Noch bessere feingewebige Bilder, die besonders für die fotografische Wiedergabe hervorragend geeignet sind, ergab aber erst die Verwendung der filtrierten chinesischen *Tusche* zur Injektion. Mit Hilfe dieser Tusche-Einspritzung gelang es nicht nur, die feinsten arteriellen Capillaren zur Darstellung zu bringen, sondern darüber hinaus ließen sich auch von diesen aus die venösen Haargefäße und kleineren Blutadern mit Tusche füllen. Mit diesem Injektionsmittel gelang es erstmals, das ganze Gefäßnetz der Linea alba sichtbar zu machen. Der chirurgische Querschnitt, den die Abb. 19 darstellt, läßt am oberen Rande des Bildes eine gefüllte kleine Arterie und Vene und am unteren Rande eine größere gefüllte Vene erkennen. In dem Sehnengewebe selbst finden wir zahlreiche feine schwarze Linien, die parallel zu den Sehnenfasern und manchmal etwas geschlängelt verlaufen. Noch deutlicher werden diese Verhältnisse an einem stärker vergrößerten Ausschnitt aus der Abb. 19 (s. Abb. 20 und 21). Dadurch, daß hier gleichzeitig mit den Arterien auch die

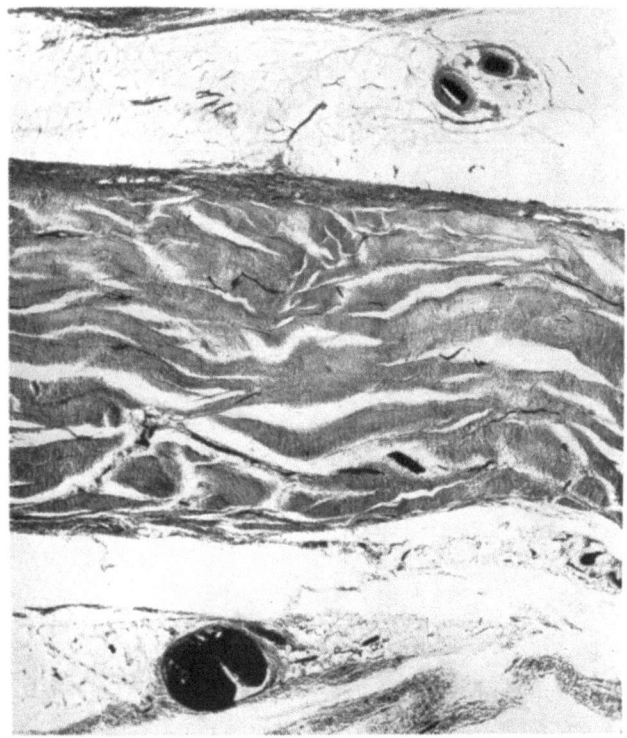

Abb. 19. Chirurgischer Querschnitt durch die Linea alba. Arterien, Venen und Capillaren mit Tuschefüllung.

Venen gefüllt worden sind, findet man ein fein geästeltes, dichtes Capillarnetz. Das Dreieck, das von beiden Rectusscheiden bei ihrem Zusammenfließen und der Rectusmuskulatur umschlossen wird, und mit lockerem Fettgewebe ausgefüllt ist, zeigt eine sehr gute Vascularisation. Zahlreiche kleine Gefäße strömen von hieraus in die beiden Aponeurosenblätter ein, um sich mit den in ihnen verlaufenden Capillaren zu vereinigen (Abb. 22). Entsprechend den Befunden bei dem chirurgischen Querschnitt sieht man im Längsschnitt vorwiegend wieder quergetroffene Gefäße, die nur kurze seitliche Äste abgeben (Abb. 23).

Überblicken wir die *Ergebnisse der Injektionsversuche* an den herausgeschnittenen Bauchwänden, so müssen wir über die Blutversorgung der weißen Linie folgendes feststellen:

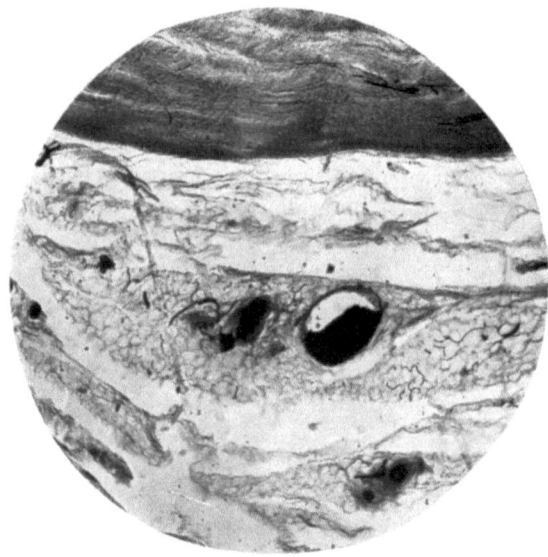

Abb. 20. Mit Tusche gefüllte Arterie und Vene nach Injektion in die Arterie (starke Vergrößerung zu Abb. 19).

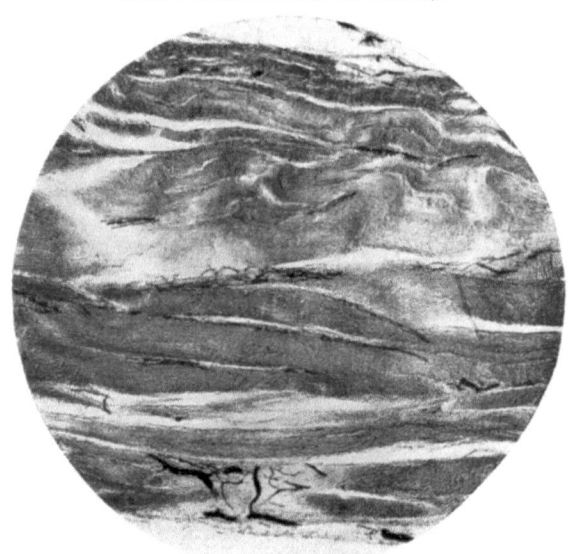

Abb. 21. Starke Vergrößerung zu Abb. 19.

Von den miteinander anastomosierenden Arteriae epigastricae superiores und inferiores werden Zweige abgegeben, die in der Rectusmuskulatur zur Linea alba verlaufen. Diese feineren Arterien treten in der Faserrichtung der Aponeurosenblätter beiderseits vom vorderen und hinteren Blatt in die Sehnenplatte der Linea alba hinein und bilden zwar

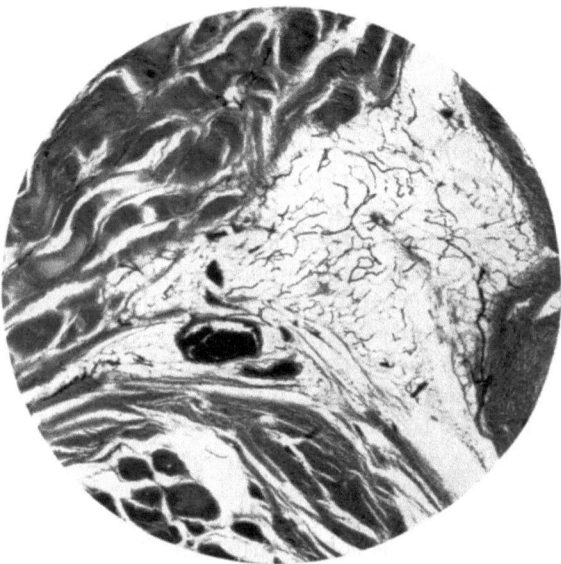

Abb. 22. Tuschefüllung von Arterie und Vene im chirurgischen Querschnitt an der Einmündungsstelle von beiden Rectusscheiden; links Rectusmuskulatur, oben und unten Rectusscheide.

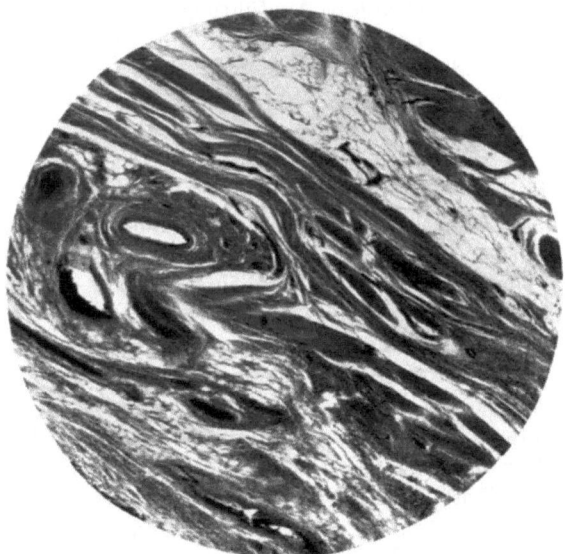

Abb. 23. Chirurgischer Längsschnitt durch die Linea alba mit zahlreichen quergetroffenen Gefäßen nach Tuschefüllung (mittelstarke Vergrößerung).

ein feines aber doch ganz typisches System von Capillaren. Auf dem chirurgischen Querschnitt werden vorwiegend längsgetroffene und vereinzelt quergetroffene Gefäße gefunden als Ausdruck dafür, daß die Hauptströmungsrichtung des Blutes von den Seiten zur Mittellinie erfolgt. Entsprechend zeigt der gewebsverletzende chirurgische Längsschnitt fast alle Capillaren quer zu ihrer Lichtung durchtrennt. Die von diesen Gefäßen abgehenden Abzweigungen sind nur kurz und verlieren sich schnell in der Sehnenplatte.

In allen Fällen mit relativ frischer Narbenbildung in der Linea alba ist kein charakteristisches Gefäßsystem mehr nachzuweisen. An seiner Stelle findet man zahlreiche große und kleine Capillaren und Gefäßendothelien vor und nach Gefäßfüllung regellos im Gewebe verteilt. Erst wenn eine eigentliche Narbenbildung und Hyalinisierung des Gewebes nach längerer Zeit erfolgt ist, haben sich die zahlreichen jungen Gefäße verloren. Es bleiben Capillaren zurück, die an Zahl, Größe und Verlaufsrichtung denjenigen einer normalen Linea alba weitgehend entsprechen. Es tritt also nicht nur in der Sehne selbst sondern auch in ihrer Gefäßversorgung fast eine völlige restitutio ad integrum ein.

Alle in der Linea alba auftretenden Einlagerungen, wie z. B. Fettgewebe oder Fremdkörpergranulose und Abscesse besitzen ein eigenes feines Gefäßnetz, das von den üblichen Injektionsstellen mitgefüllt werden konnte, sich aber als sehr spärlich herausstellte.

Schlußbemerkungen.

Vergleiche der vorstehenden Ausführungen über die Ergebnisse der Gefäßdarstellungsversuche in der Linea alba mit den erfolgreichen Untersuchungsbefunden, die *Biesalsky* und *Mayer* für die Blutversorgung der langen Körpersehnen erheben konnten, zeigen, daß in ihr ein Gefäßsystem von typischem Verlauf nachgewiesen werden konnte. Als Ausläufer von den Abzweigungen der Arteriae epigastrica superior und inferior beiderseits treten kleine Äste in der Faserrichtung der Aponeurosen der seitlichen Bauchmuskulatur an die weiße Linie heran, die sich in ihr zu feinen Capillaren aufspalten, und die Blutversorgung gewährleisten. Diese Gefäße sind nicht sehr zahlreich und an Zahl geringer als die in den übrigen Sehnen des Körpers. Sie werden bei der meist üblichen chirurgischen Schnittführung vom Schwertfortsatz zum Nabel hin in querer Richtung durchtrennt und können am Schlusse der Operation leicht von den gelegten Nähten umschnürt werden. Es entstehen auf diese Weise in der Linea alba Bezirke, die arteriell schlecht ernährt sind und die Wegbereiter einer aseptischen Nekrose und späteren Infektion werden können. Tritt zu einer derart mangelhaften Durchblutung bei kachektischen Schwerkranken noch eine geminderte Resistenzfähigkeit Infektionen gegenüber und eine schlechte Heilungstendenz der frischen Wunde hinzu, so sind damit fast alle Faktoren für die Wundheilungsstörung gegeben.

Auf Grund dieser Untersuchungen wird mit vielen anderen Autoren der oft angeschuldigten Steigerung des Bauchinnendruckes durch Hustenstöße, Singultus und Meteorismus zwar nicht die alleinige Schuld an der sich entwickelnden Sekundärheilung zugemessen, sondern diese Faktoren erlangen erst in dem Moment eine ernste Bedeutung, in dem die frische Wunde in der Linea alba aus mangelnder Ernährung und Heiltendenz nicht zu festen, sicheren und haltfähigen Verklebungen führt. Unter Hinzutritt einer Hypovitaminose und einer Steigerung des Bauchinnendruckes tritt als Folge der von *Schmieden* angeschuldigten Durchblutungsstörung der Linea alba die von allen Chirurgen gefürchtete Komplikation einer Secundärheilung ein.

Erst wenn es gelingen würde, die Schnittführung vom gewebsverletzenden chirurgischen Längsschnitt in den in Richtung der Sehnenfasern verlaufenden anatomischen Längsschnitt überzuführen, würde sich auch die Ziffer der Wundheilungsstörungen tiefer drücken lassen. Die Verdrängung des so fest eingebürgerten operativen Längsschnittes aus seiner erworbenen Vorrangstellung erscheint jedoch so schwierig, daß seine Nachteile durch andere Maßnahmen überbrückt werden müssen. Zu ihnen gehört in der Vorbereitung des Kranken die Steigerung der Resistenzfähigkeit des Körpers. Bei den meisten Kranken wird der Bedarf an Vitamin C nicht genügend gedeckt sein, so daß sich bei einem im Urin feststellbaren Defizit die ausreichende Zufuhr von Vitamin C in Form von Fruchtsäften oder Ascorbinsäure empfehlen wird.

Zur Vermeidung einer Infektion der Wundränder durch Magendarminhalt während der Operation ist ein ausreichender Wundschutz unerläßlich.

Ferner wird durch eine Abänderung der Technik der Verschlußnähte am Ende der Operation ebenfalls ein größeres Moment der Sicherheit erreicht werden können. Die so häufig geübte fortlaufende Naht durch das Peritoneum und die Linea alba schnürt die feinen Capillaren derart ab, daß schlechternährte Bezirke entstehen können, die zunächst der aseptischen Nekrose verfallen. Nicht zu fset geknüpfte Einzelnähte in einem Abstande von 1 cm voneinander ermöglichen den Haargefäßen den ungehinderten Zutritt zur Wunde und gestatten die Bildung von Gefäßsprossen bis zu einer völligen Regeneration des Sehnengewebes. Allein hierdurch können Nekrosen und Abscessbildungen in der Linea alba fast gänzlich vermieden werden.

Die die frische mediane Wunde schützende Wirkung der Rectusmusculatur, die dank ihrer Anspannung dem seitlich wirkenden Zuge der breiten Bauchmuskeln entgegentritt, muß in der Nachbehandlung durch eine entsprechende Lagerung des Kranken in halbsitzender Stellung mit gebeugten und unter stützenden Knien noch erhöht werden.

Nicht ein einzelner Faktor, sondern erst das Zusammentreffen mehrerer Komponenten, die die geringe Durchblutung der Linea alba in ihrer der Heilung nachteiligen Wirkung noch erhöht, führt zu der gefürchteten Wundstörung. Durch die Beachtung einiger wichtiger Punkte in der Vor- und Nachbehandlung der Kranken mit medianem Oberbauchschnitt könnten möglicherweise die Nachteile des oberen Medianschnittes zum Vorteil unserer Kranken auf das Mindestmaß zurückgedrängt werden.

Schrifttum.

Adler, A.: Zbl. Chir. **1932**, 1046. — *Avai, St.:* Anat. H. **34**, 363 (1907). — *Bier, A.:* Dtsch. med. Wschr. **1918**, 1321. — *Biesalsky, K.* u. *L. Mayer:* Die physiologische Sehnenverpflanzung. Berlin 1916. — *Borst:* Zieglers Beitr. **34**, 41 (1903). — *Bufalini M.:* Ann. ital. Chir. Jg. 2, H. 2. — *Busch:* Dtsch. Z. Chir. **61**, 26 (1900). — *Correianetto, A.:* Rev. Cir. Buenos Aires **15**, 316. — *Covali, N.:* Rev. Stiint. med. **23**, 165. — *Drüner, L.:* Zbl. Chir. **48**, Nr 12. — Bruns' Beitr. **124**, 583. — *Drüner* u. *Ledermann:* Bruns' Beitr. **153**, 1. — *Enderlen:* Arch. klin. Chir. **46**, 563 (1893). — *Frolov, V.:* Noryj. chir. arch. **12**, H. 2. — Z.org. Chir. **40**, 163. — *Füth, H.:* Z. Gynäk. **49**, 1725. *Gebele, H.:* Dtsch. Z. Chir. **38** (1893/94). — *Glazner, S. Th.:* Amer. J. Surg. **32**, 63 (1936). — *Gorgon, W. H.:* Chirurg **9**, 98 (1937). — *Gusnar, K. v.:* Arch. klin. Chir. **150**, 636. — *Güsterbock, P.:* Virchows Arch. **56**, 352 (1859). — *Hellström, J.:* Acta chir. scand. (Stockh.) **66**, 184. — *Horner, D. A.:* J. amer. med. Assoc. **93**, 1126. *Hyrtl, J.:* Lehrbuch der Anatomie **1885**, S. 481f. — *Inglessis, C.:* Dtsch. Z. Chir. **199**, 270 (1926). — *Iljin, G.:* Ref. Z.org. Chir. **40**, 528. — *Janowskaja, A.:* Vestn. Chir. (russ.) **37**. — Ref. Z.org. Chir. **76**, 145. — *Kafka, V.:* Ref. Z.org. Chir. **46**, 629. — *Kilchherr, H.:* Dtsch. Z. Chir. **244**, 399 (1935). — *Kirk, E.:* Ref. Z.org. Chir. **76**, 305. — *Kirschner* u. *Melzner:* Dtsch. Z. Chir. **200**, 410. — *Kobele, E.:* Diss. Frankfurt a. M. 1934. Ref. Z.org. Chir. **70**, 120. — *Koshev, H.* and *L. P. Kasmann:* Ref. Z.org. Chir. **78**, 529. — *Kraissle, C., Kesten, B., G. Cimiotti:* Surg. etc. **66**, 628. — Ref. Z.org. Chir. **90**, 10. — *Krause, K.:* Encyclopäden der mikroskopischen Technik. 3. Aufl., Bd. II, S. 1051ff. — *Krestovskiy, V.:* Nov. chir. Arch. (russ.) **25**, 612. — Ref. Z.org. Chir. **60**, 722. — *Krupskij, A.:* Ukrain. med. Visti **2**. — Ref. Z.org. Chir. **38**, 575. — *Kühnau, J.:* Dtsch. med. Wschr. **1936**, 621. — *Lanman, Th. H.* and *Th. H. Sugalls:* Ann. Surg. **105**, 616 (1937). — *Lauber, H. J.:* Bruns' Beitr. **164**, 365. — *Lebcuk, P.:* Cynke **10**, 324. — Ref. Z.org. Chir. **58**, 325. — *Lurie, A.:* Russk. Klin. **8**. — Ref. Z.org. Chir. **45**, 271. — *Niewiesch, H.:* Bruns' Beitr. **156**, 247. — *Nisnevîc, L.:* Sovet. Klin. **29**, 478. — Ref. Z.org. Chir. **69**, 317. — *Nussbaum, A.:* Zbl. Chir. **1928**, 217. — Bruns' Beitr. **143**, 50. — *Rachmann, S.:* Sovet. Klin. **103/104**, 506. — Z.org. Chir. **66**, 39. — *Rau:* Anat. H. **50**, 679 (1914). — *Salzberg, I.:* Nov. Chir. **10**, 150. — Ref. Z.org. Chir. **56**, 654. — *Sanders, R.:* Ann. Surg. **104**, 174 (1936). — Ref. Z.org. Chir. **80**, 438. — *Sarnizki, A.:* Z.org. Chir. **34**, 306. — *Schmieden:* Zbl. Chir. — *Schmieden* u. *Peiper:* Arch. klin. Chir. **152**, 393 (1928). — *Schmiedt:* Arch. klin. Chir. **186**, 125. — *Schummer, A.:* Anat. Anz. **81**, 177 (1935). — *Seifert, E.:* Zbl. Chir. **1936**, 2402. — *Seyderhelm, R.:* Dtsch. med. Wschr. **1936**, 625. — *Sokolov, S.:* Ref. Z.org. Chir. **45**, 38. — *Sokolov, S.:* Erg. Chir. **25**, 306. — *Spaltholz, W.:* Über das Durchsichtigmachen von menschlichen und tierischen Präparaten. Leipzig 1914. — *Sprengel:* 39. Kongr. Verh. dtsch. Ges. Chir. II, 95 (1910). — *Starr, A.* und *L. H. Nason:* J. amer. med. Assoc. **100**, 310. — Ref. Z.org. Chir. **62**, 444. — *Turunen, A.:* Acta Soc. Med. fenn. Duodecim **21**, 1 (1935). — Ref. Z.org. Chir. **79**, 517. — *Usadel* u. *Wahl:* Arch. klin. Chir. **193**, 157 (1937). — *Waljaschko, G.:* Med. J. a. Rec. **2**, Nr 13. — Ref. Z.org. Chir. **20**, 20. — *Wegelin, R.:* Diss. Zürich 1931. — *Zoltan, L.:* Ref. Z.org. Chir. **80**, 2.

Aufnahmebedingungen.

I. Sachliche Anforderungen.

1. Der Inhalt der Arbeit muß dem Gebiet der Zeitschrift angehören.
2. Die Arbeit muß wissenschaftlich wertvoll sein und Neues bringen. Bloße Bestätigungen bereits anerkannter Befunde können, wenn überhaupt, nur in kürzester Form aufgenommen werden. Dasselbe gilt von Versuchen und Beobachtungen, die ein positives Resultat nicht ergeben haben. Arbeiten rein referierenden Inhalts werden abgelehnt, vorläufige Mitteilungen nur ausnahmsweise aufgenommen. Polemiken sind zu vermeiden, kurze Richtigstellung der Tatbestände ist zulässig. Aufsätze spekulativen Inhalts sind nur dann geeignet, wenn sie durch neue Gesichtspunkte die Forschung anregen.

II. Formelle Anforderungen.

1. Das Manuskript muß leicht leserlich geschrieben sein. Die Abbildungsvorlagen sind auf besonderen Blättern einzuliefern. Diktierte Arbeiten bedürfen der stilistischen Durcharbeitung zwecks Vermeidung von weitschweifiger und unsorgfältiger Darstellung. Absätze sind nur zulässig, wenn sie neue Gedankengänge bezeichnen.
2. Die Arbeiten müssen *kurz* und in gutem Deutsch geschrieben sein. Ausführliche historische Einleitungen sind zu vermeiden. Die Fragestellung kann durch wenige Sätze klargelegt werden. Der Anschluß an frühere Behandlungen des Themas ist durch Hinweis auf die letzten Literaturzusammenstellungen (in Monographien, „Ergebnissen", Handbüchern) herzustellen.
3. Der Weg, auf dem die Resultate gewonnen wurden, muß klar erkennbar sein, jedoch hat eine ausführliche Darstellung der Methodik nur dann Wert, wenn sie wesentlich Neues enthält.
4. Jeder Arbeit ist eine kurze Zusammenstellung (höchstens 1 Seite) der wesentlichen Ergebnisse anzufügen, hingegen können besondere Inhaltsverzeichnisse für einzelne Arbeiten nicht abgedruckt werden.
5. Von jeder Versuchsart bzw. jedem Tatsachenbestand ist in der Regel nur *ein* Protokoll (Krankengeschichte, Sektionsbericht, Versuch) im Telegrammstil als Beispiel in knappster Form mitzuteilen. Das übrige Beweismaterial kann im Text oder, wenn dies nicht zu umgehen ist, in Tabellenform gebracht werden; dabei müssen aber umfangreiche tabellarische Zusammenstellungen unbedingt vermieden werden[1].
6. Die Abbildungen sind auf das Notwendigste zu beschränken. Entscheidend für die Frage, ob Bild oder Text, ist im Zweifelsfall die Platzersparnis. Kurze, aber erschöpfende Figurenunterschrift erübrigt nochmalige Beschreibung im Text. Für jede Versuchsart, jede Krankenbeschreibung, jedes Präparat ist nur *ein* gleichartiges Bild, Kurve u. ä. zulässig. Unzulässig ist die *doppelte* Darstellung in Tabelle *und* Kurve. *Farbige* Bilder können nur in seltenen Ausnahmefällen Aufnahme finden, auch wenn sie wichtig sind. Didaktische Gesichtspunkte bleiben hierbei außer Betracht, da die Aufsätze in den Archiven nicht von Anfängern gelesen werden.
7. Literaturangaben, die nur im Text berücksichtigte Arbeiten enthalten dürfen, erfolgen ohne Titel der Arbeit nur mit Band-, Seiten-, Jahreszahl. Titelangabe nur bei Büchern.
8. Die Beschreibung von Methodik, Protokollen und anderen weniger wichtigen Teilen ist für *Kleindruck* vorzumerken. Die Lesbarkeit des Wesentlichen wird hierdurch gehoben.
9. Das Zerlegen einer Arbeit in mehrere Mitteilungen zwecks Erweckung des Anscheins größerer Kürze ist unzulässig.
10. Doppeltitel sind aus bibliographischen Gründen unerwünscht. Das gilt insbesondere, wenn die Autoren in Ober- und Untertitel einer Arbeit nicht die gleichen sind.
11. An *Dissertationen,* soweit deren Aufnahme überhaupt zulässig erscheint, werden nach Form und Inhalt dieselben Anforderungen gestellt wie an andere Arbeiten. Danksagungen an Institutsleiter, Dozenten usw. werden nicht abgedruckt. Zulässig hingegen sind einzeilige Fußnoten mit der Mitteilung, wer die Arbeit angeregt und geleitet oder wer die Mittel dazu gegeben hat. *Festschriften, Habilitationsschriften* und *Monographien* gehören nicht in den Rahmen einer Zeitschrift.

---
[1] Es wird empfohlen, durch eine Fußnote darauf hinzuweisen, in welchem Institut das gesamte Beweismaterial eingesehen oder angefordert werden kann.

Ergebnisse der Chirurgie und Orthopädie

Begründet von **E. Payr** und **H. Küttner**

Herausgegeben von

Erwin Payr, Leipzig   **Martin Kirschner,** Heidelberg

32. Band

Redigiert von E. Payr

Mit 193 Abbildungen. III, 592 Seiten. 1939.

RM 72.—; gebunden RM 79.60

Inhaltsverzeichnis:

I. Das subdurale Hämatom. Von Dozent Dr. H. Hanke. — **II. Die Endarteriitis obliterans.** Von Professor Dr. W. Wagner und Dr. R. Neuner. — **III. Die Spaneinpflanzung bei chronischen Arthritiden (außer Tuberkulose).** Von Dr. R. Kirsch. — **IV. Die Behandlung der allgemeinen, freien, bakteriellen Bauchfellentzündung.** Eine Studie. Von Dr. G. Matthaes. **V. Die neue Chirurgische Universitätsklinik Tübingen und ihre Bewährung.** Von Professor Dr. W. Usadel. — **VI. Mißbildungsvererbung in der Chirurgie.** Von Dozent Dr. med. habil. C. H. Schröder. **VII. Die Osteomyelitis und ihre Prognose.** Von Dr. G. Dunkmann. — Namenverzeichnis. — Sachverzeichnis. — Inhalt der Bände 26—32.

Früher erschien:

31. Band

Redigiert von M. Kirschner

Mit 435 zum Teil farbigen Abbildungen. III, 986 Seiten. 1938

RM 128.—; gebunden RM 136.—

Inhaltsverzeichnis:

I. Die Behandlung der Trigeminusneuralgie unter besonderer Berücksichtigung der Grundlagen, der Ausführung und der Ergebnisse der Punktion und Elektrokoagulation des Ganglion Gasseri nach Kirschner. Von Dozent Dr. med. habil. R. Zenker. — **II. Der Gesichtsfurunkel.** Mit einer Zusammenstellung des auf Grund der Rundfrage „Verebély" gesammelten Materials. Von Dr. E. von Novák. — **III. Die Lageabweichungen und Verrenkungen der Kniescheibe.** Von Dozent Dr. med. habil. C. Blumensaat. — **IV. Diagnose und Operationsergebnisse bei Nierentuberkulose.** Von Dr. med. habil. C. H. Schröder. — **V. Die Darmdivertikel.** Von Dr. G. Neff. — **VI. Die Anatomie der Pleurakuppel.** Ein anatomischer Beitrag zur Thoraxchirurgie. Von Professor Dr. A. Hafferl. — **VII. Die Spinalanästhesie mit spezifisch leichteren Anästhesielösungen.** Von Dr. D. Philippides. — **VIII. Bauchverletzungen.** Von Dr. E. Müller. — **IX. Die Behandlung der frischen medialen Schenkelhalsfrakturen.** Von Professor Dr. G. Nyström. — **X. Laterale Collumfrakturen und Frakturen in der Trochantergegend.** Von Dr. A. Grevillius. — **XI. Über Unfälle durch Elektrizität.** Von Dozent Dr. P. Huber. — **XII. Die protrahierte, fraktionierte, intravenöse Evipan-Natrium-Narkose.** Von Dr. A. Hofmann. — Namenverzeichnis. — Sachverzeichnis. — Inhalt der Bände 26—31.

Ein Generalregister für die Bände 1—25 befindet sich in Band 25.

VERLAG VON JULIUS SPRINGER IN BERLIN

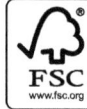

MIX
Papier aus verantwortungsvollen Quellen
Paper from responsible sources
FSC® C105338

If you have any concerns about our products,
you can contact us on
ProductSafety@springernature.com

In case Publisher is established outside the EU,
the EU authorized representative is:
**Springer Nature Customer Service Center GmbH
Europaplatz 3, 69115 Heidelberg, Germany**

Printed by Libri Plureos GmbH
in Hamburg, Germany